[第2版]

医師・看護師の有事行動マニュアル

医療救護者の役割と権利義務

井上忠男 著

東信堂

はしがき

　わが国のみならず、国際社会が平和と安全を享受できることは誰もが望むところです。しかし、不幸にして戦争が絶えなかったのも人類の歴史が教えるところです。

　現在も世界の多くの国や地域で武力紛争が続き、特に第二次世界大戦後の武力紛争では、無辜の子どもたちや女性を含む多くの一般市民が犠牲になっています。こうした中で、武力紛争時において一般市民の生命と安全を守ることは各国のみならず、国際社会全体の重要な課題となっています。そしてこうした状況において、一般市民の生命と健康を守るために重要な役割を担うのが医療関係者です。

　国は、2003年にわが国有事に備えるために武力攻撃事態法（「武力攻撃事態等における我が国の平和と独立並びに国及び国民の安全に関する法律」）（平成15年6月13日法律第79号）を成立させました。そして翌2004年には、国民保護法（「武力攻撃事態等における国民の保護のための措置に関する法律」）（平成16年6月18日法律第112号）を成立させ、武力攻撃事態等において国民の生命、身体、財産等を守るための国や自治体の役割と責務を定めました。その中で

国や自治体が行う「国民の保護のための措置」と一体となって国民の生命、身体の安全を守るために重要な役割を担うのが医師や看護師、救護要員などの医療関係者です。

　これらの医療関係者には、医療目的を遂行するために必要な医療技術者や事務要員、救急車運転手なども含まれますが、こうした人々は傷病者の救命と安全確保に不可欠であるので、武力紛争時において一定の役割を担う医療関係者は、国際人道法と国民保護法により保護され、特別な権利が与えられるとともに守るべき義務も課せられています。したがって医療関係者は、武力紛争時における自らの役割と権利義務を熟知することが医療活動を円滑に実施するために必要となります。

　とはいえわが国は、第二次世界大戦以後、戦争のない社会が70年近くも続き、多くの国民は戦時のイメージを持つことすら困難になっています。もちろん、かつてのような形態の戦争が起こるとは考えにくいと言われますが、戦争は常に可能性として存在するのも事実です。近年の朝鮮半島の緊張や東シナ海の状況は、そうした懸念を深めるものです。

　本書は、これまで一般には馴染みの薄かったわが国の有事、特に武力攻撃事態（武力紛争時または戦時）において国民の生命と健康を守るために医療関係者が担う役割や権利義務を主に国際人道法（ジュネーブ諸条約等）と国民保護法の規定を参照しながら解説するものです。もっとも国民保護法は、ジュネーブ諸条約上は一般的に戦争とは見なされない大規模テロや不審船事件などの事態についても扱っていますが、本書では、主に国際人道法が適用になる武力紛争時における医療関係者の役割等につ

いて解説することとし、武力攻撃事態以外の事態(緊急対処事態)については簡単な解説のみに留めます。

　わが国では、いわゆる戦時を想定して書かれた医療関係者向けの解説書はほとんど見かけませんが、本書のような本が一つくらいあってもいいのではないかとの思いから執筆した次第です。本書を通じて、普段馴染みのない武力紛争時の医療関係者の行動等について考える機会になれば幸いです。

　なお、本書でいう「武力攻撃時」とはいわゆる「武力紛争時」を意味して使用していることを申し添えます。

目　次／医師・看護師の有事行動マニュアル【第２版】

はしがき　　　　　　　　　　　　　　　　　　　　　iii

第１章　武力紛争と医療関係者……………………… 3
　1　戦争と医療関係者の歴史　　　　　　　　　　　　3
　2　現代の武力紛争と医療関係者の役割　　　　　　　6
　3　わが国の「武力攻撃事態」とは　　　　　　　　　8
　4　武力紛争時に医療関係者が直面する問題　　　　 14

第２章　武力紛争時の法の適用関係………………… 17
　1　武力攻撃時に適用される法　　　　　　　　　　 17
　2　医療関係者の行動に関する諸規則　　　　　　　 20

第３章　医療関係者の定義と役割…………………… 25
　1　医療関係者の定義　　　　　　　　　　　　　　 25
　2　軍隊の医療関係者と文民の医療関係者の違い　　 30

第４章　医療関係者の保護…………………………… 33
　1　医療関係者の保護　　　　　　　　　　　　　　 33
　2　保護される「人」と「もの」　　　　　　　　　 35
　3　保護の資格を失うとき　　　　　　　　　　　　 41
　4　救援に協力する一般市民の保護　　　　　　　　 42

第５章　医療関係者の権利と義務…………………… 45
　1　医療関係者の権利　　　　　　　　　　　　　　 45
　2　医療関係者の義務　　　　　　　　　　　　　　 51

3	武力紛争時における医の倫理	54
4	重大な違反行為	58

第6章　医療関係者の業務　……………………………… 61
1	医療活動の対象者	61
2	医療活動の業務内容	64
3	自衛隊法に基づく医療活動	69
4	医療関係者の実務	74

第7章　赤十字標章の使用と管理　……………………… 79
1	赤十字標章の適正な使用	79
2	赤十字標章の使用規則	82
3	赤十字標章の表示方法	87
4	その他の識別方法	92

第8章　国、自治体の責務　………………………………… 95
1	国民保護の措置をとる責務	95
2	協力者の安全確保	96
3	予防措置をとる責務	98
4	赤十字社等に便宜を与える責務	99
5	外国の医療関係者の受け入れ	100
6	国際人道法を普及する責務	101

第9章　武力紛争時の基礎知識　………………………… 103
1	文民保護組織とは	103
2	特別に保護される場所	107
3	国際人道法の基礎知識	112
4	おわりに	115

巻末資料 ……………………………………………………………… 117

 1 世界医師会のジュネーブ宣言 117

 2 WMAヘルシンキ宣言 118

 3 ニュルンベルグ倫理綱領 125

 4 ICNの倫理綱領 126

 5 「紛争犠牲者保護のための国際会議」の宣言 132

 6 災害時における国際赤十字・赤新月運動及びNGOの行動規範 133

 7 人道憲章 134

 8 医療関係者のためのセミナー 137

主な参考文献 ……………………………………………………… 138

装丁：田宮 俊和

【本文及び関連規定中の略語凡例】

GI	ジュネーブ第一条約(傷病兵救護の条約) ＊GI-25(2)は、「ジュネーブ第一条約第25条2項」の意。以下同様。
GII	ジュネーブ第二条約(海戦の条約)
GIII	ジュネーブ第三条約(捕虜の待遇条約)
GIV	ジュネーブ第四条約(文民保護条約)
PI	ジュネーブ諸条約第一追加議定書(国際的武力紛争に適用する条約)
PII	ジュネーブ諸条約第二追加議定書(非国際的武力紛争に適用する条約)
保護法	国民保護法(保85は、国民保護法第85条の意)
捕虜取扱法	武力攻撃事態における捕虜の取扱いに関する法律
自隊法	自衛隊法(自隊法102(2)は、自衛隊法第102条2項の意)
標章法	「赤十字の標章及び名称等の使用の制限に関する法律」
保施行令	国民保護法施行令
訓令	防衛庁訓令
標章交付要綱	厚生労働省の赤十字標章、特殊信号及び身分証明書に関する交付要綱

医師・看護師の有事行動マニュアル
【第2版】
医療救護者の役割と権利義務

第1章 武力紛争と医療関係者

　戦時において傷病者を手当てする医師や看護人は、古来、局外中立の地位が与えられ、保護される慣行が見られました。現代においては、武力紛争時に一定の役割を担う医療関係者はその人道的使命ゆえに国際法によりその活動が保護されています。

1　戦争と医療関係者の歴史

　いかなる場合にも、人間の生命と健康を守るために行動することは医療関係者に託された大事な使命といえるでしょう。特に事故や自然災害の発生時には、救援に携わる医療関係者は、災害時の混乱と危険の中で、限られた器材と人員を駆使して活動しなければなりません。

　このような平時の災害はもとより、万が一、わが国が外国から武力攻撃を受けるような事態に至った場合にも、医療関係者は救援活動の中心となり、傷病者を収容、看護し、避難住民らにも必要な医療を提供しなければなりません。このような極限状況の中で人命に係る重要な役割を担う医療関係者であればこそ、国際社会は武力紛争時においても、その地位と活動を広く

保障し、自らの医療倫理に従って行う医療行為を保護してきました。その最初の国際的文書が1864年のジュネーブ条約です。

歴史を振り返れば、戦時における傷病者の救済と医療関係者の保護は、軍隊の傷病兵の収容、看護にあたる軍医を保護してきた慣行に見出せます。こうした慣行は、古代ギリシャ・ローマ時代から広く見られたようです。戦時においても彼らには局外中立の地位と待遇が与えられ、敵の攻撃から守られ、医療行為を行う自由が保障されました。

傷病兵を治療する軍医の制度は、古代ギリシャの陸海軍に既に存在し、ギリシャのクセノフォンは1万人の兵につき、軍医8人を随伴したと記しています[*1]。彼らは非戦闘員としての特別の地位を与えられ保護されていました。

近代に入ってからは、傷病兵の看護にあたる救護所や救護組織が作られ、それらを識別するために各国は独自の識別標章を採用していました。例えば、オーストリアでは白旗、フランスでは赤旗、米西戦争時のスペインとアメリカは黄色の旗[*2]を使用し、黒旗も使用されていました。これらは国際的に統一された標章で

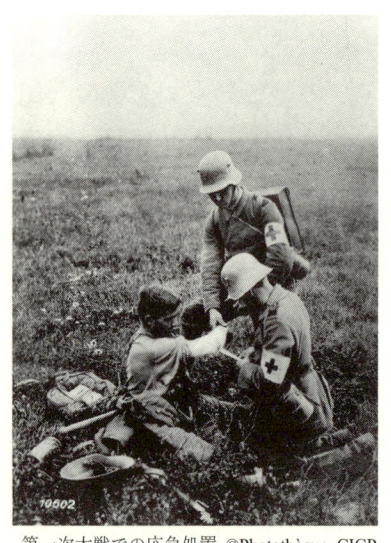

第一次大戦での応急処置 ©Photothèque, CICR

[*1]『戦争と救済の文明史』PHP新書、『西洋医学史』日新書院。
[*2] Francios Bugnion "The Emblem of the Red Cross" ICRC, Geneva 1977.

はありませんでしたが、戦場において傷病兵を守る「保護と看護のシンボル」としての意味がこめられていました。

しかし、1864年に傷病兵を保護救済するためのジュネーブ条約(赤十字条約)が採択され、この中で傷病兵の収容、看護にあたる軍隊の衛生部隊に局外中立の地位が与えられ、その活動を保護するために国際的に統一された「赤十字標章(the red cross emblem)」を表示して識別することが決まりました。

このように、当初、戦争においてその活動が保護されたのは、軍隊に随伴して傷病兵の看護にあたる医師や看護人、担架手などの衛生部隊の要員だけでした。

傷病兵から一般市民の救済へ

戦争の世紀といわれた20世紀は、歴史上かつてないほど多くの戦争による犠牲者が生まれ、この一世紀だけで約1億8000万人が死亡したといわれます[*3]。

さらに第二次世界大戦とその後の多くの武力紛争では、兵士よりも一般市民の犠牲者が増加し、今日の武力紛争では、一般的に民間人(文民)の犠牲者がほぼ9割に達するといわれます。イラク戦争では、2006年の1年間で、アメリカ兵の死者が約3500人であったのに対し、イラク市民の犠牲者は約3万5000人に達しました。2006年7月のイスラエルとヒズボラの武力紛争では、レバノン側に1200人、イスラエル側に150人の死者が出ましたが、そのほとんどは女性や子どもを含む一般市民で占められています。

[*3] Historical Atlas of Twentieth Century, 1998.

こうした現代の武力紛争の状況を見ると、武力紛争時に軍隊の傷病兵を救済するだけでなく、一般市民の収容、看護・治療にあたる医療関係者や救護関係者の役割はますます増大しているといえます。

第二次世界大戦後の1949年に成立したジュネーブ第四条約(文民保護条約)とそれを補完する1977年のジュネーブ諸条約追加議定書では、一般市民を武力紛争の災禍から保護する規定が強化され、傷病者に対して医療行為を行う医療関係者を手厚く保護するよう規定しています。2004年8月にわが国も加入したこの議定書には、文民の医療関係者の役割と権利義務に関する多くの規定があります。

また、2004年6月に成立した国民保護法においても、わが国の武力攻撃事態において、国民の生命・身体を守るために重要な役割を担う医療関係者の役割と保護について規定しています。

2 現代の武力紛争と医療関係者の役割

現代の国際社会では、国家間の紛争を解決する手段として武力に訴えることは禁止されています(国連憲章第2条)。しかし、前述のように、現実には世界に武力紛争が絶えることはありません。

戦争に訴えることが国連憲章により禁止された今日の国際社会でも、自らの国を守るための自衛のための武力行使は国家固有の権利として認められています(国連憲章第51条)。さらに1990年8月のイラク軍のクウェート侵攻に対する多国籍軍によるイラクへの武力行使のように、国連が承認した平和の維持と

回復のための武力行使も国際社会は容認しています（国連憲章第42条）。

こうした中で、自衛のためとされる2003年のイラク戦争やアフガニスタン空爆など国際的な武力紛争が発生しています。さらに国連憲章の直接の規制対象にならない内戦が武力紛争の多くを占めていることも今日の武力紛争の特色の一つです。1990年代前半の旧ユーゴスラビア紛争、ルワンダ内戦で死亡したそれぞれ20万、100万ともいわれる犠牲者のほとんどは一般市民だといわれています。

武力紛争において一般市民を保護し、救済することは国際社会の大きな課題となっています。

わが国は、戦後、国内で武力紛争がなかったこともあり、万一、わが国が他国から武力攻撃を受けた場合、どのように国

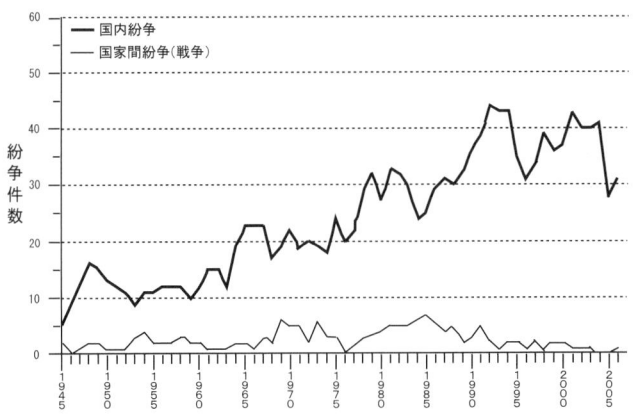

図表1　激しい紛争が起きた回数(1945–2006年)

出典：Heidelberg Institute on International Conflict Research, *Conflict Barometer 2006*.

民の生命と身体、財産を守るかについての法的な枠組みが長い間存在しませんでした。そこでこうした事態において国民を保護するために国や自治体が取るべき措置とその役割を定めたのが国民保護法です。

この法律の中では国民の生命、身体を守るため医療の提供を担う医療関係者の役割も規定され、一定の役割を担う医療関係者は、自治体等と協力しながら医療の分野で活動することが期待されています。

3　わが国の「武力攻撃事態」とは

武力攻撃事態における対処の基本理念や国、自治体の役割などの骨格を定めた基本法である「武力攻撃事態対処法」(正式には「武力攻撃事態等における我が国の平和と独立並びに国及び国民の安全の確保に関する法律」)は、2003年(平成15年)6月6日に成立しました。

同法によれば、武力攻撃とは「わが国に対する外部からの武力攻撃をいう」(第2条1項)とあり、武力攻撃事態とは「武力攻撃が発生した事態または武力攻撃が発生する明白な危険が切迫していると認められるに至った事態をいう」(2項)とあります。また武力攻撃事態には至っていないが、事態が緊迫し、武力攻撃が予測されるに至った事態を「武力攻撃予測事態」(3項)と呼んでいます。

国連憲章で戦争が違法化された現代では、一般的に「戦時」という用語はあまり使わず、「武力紛争時(in time of armed conflict)」や「武力攻撃時(in time of armed attack)」といった表現を使う傾向

図表2　有事関連法と関連条約

武力攻撃事態法の他、有事関連法は以下の7つの法律と3つの条約です。

〈法律〉
1. 国民保護法(武力攻撃事態等における国民の保護のための措置に関する法律)
2. 捕虜取扱い法(武力攻撃事態等における捕虜等の取扱いに関する法律)
3. 国際人道法違反の処罰法(国際人道法の重大に違反行為の処罰に関する法律)
4. 米軍行動関連措置法(武力攻撃事態等におけるアメリカ合衆国の軍隊の行動に伴い我が国が実施する措置に関する法律)
5. 特定公共施設利用法(武力攻撃事態等における特定公共施設等の利用に関する法律)
6. 海上輸送規制法(武力攻撃事態における外国軍用品等の海上輸送の規制に関する法律)
7. 自衛隊法の一部改正

〈条約〉
1. ジュネーブ諸条約第一追加議定書(国際的武力紛争の犠牲者の保護)
2. ジュネーブ諸条約第二追加議定書(非国際的武力紛争の犠牲者の保護)
3. 日米物品役務相互提供協定(ACSA)改正

にあります。つまり武力攻撃事態とは端的には戦時や武力紛争時のことを意味します。ただし同法でいう武力攻撃事態には、国際法上は武力紛争の段階にはない「武力攻撃が発生する明白な危険が切迫している事態」も含まれているのが特徴です。

なお本書では「武力攻撃時」の語は、いわゆる「武力紛争時」を意味して使用しています。

また同法では、国内の内戦時は想定していないので、本書も、国家間の武力紛争における医療関係者の役割や権利義務についてのみ言及しますが、内戦時においても医療関係者は、基本的に国際的武力紛争と同様の権利義務を享有します。

では、武力攻撃事態とは、具体的にはどのような事態なのでしょうか。

第二次世界大戦の体験者は、従軍看護婦、東京大空襲、配給、徴発、隣組などのことばを思い浮かべ、再びそうした時代が到来するのだろうかと思うかもしれません。また周囲を海に囲ま

れたわが国では、外国軍隊が上陸し、地上戦が行われるような状況は考えにくく、ゲリラや特殊部隊による攻撃やミサイル攻撃などが主になるのではないかと考える人もいます。また武力攻撃事態といっても、外形的には、大規模な工場爆発や原発事故に似たような災害になるのではないかなど、実際の武力攻撃事態の具体的なイメージは想像の域をでません。しかし、武力攻撃(武力紛争)時には私たちの想像を超えた事態が起こり得ることも考え、そのために可能な限りの備えをすることも平和を希求する政治的努力の一方で必要なことかもしれません。

政府はわが国への武力攻撃のイメージを概ね次のように描いています。

1) 想定される武力攻撃事態とは

「国民の保護に関する基本指針」(平成17年3月25日、閣議決定)では、想定される武力攻撃について概ね**図表3**のように、①着上陸侵攻、②ゲリラや特殊部隊による攻撃、③弾道ミサイル攻撃、④航空攻撃、の四つの類型を想定し、それぞれの特徴と留意点を記しています。

また、表にある四つの類型のほか、NBC(核・生物化学)兵器が使用された場合の留意点も示しています。

2) 緊急対処事態とは

武力攻撃事態法では、必ずしも武力攻撃とはいえない大規模テロや不審船事件のような緊急の事態においても、武力攻撃に準じて緊急対処措置をとることにしています。このような事態を「緊急対処事態」と呼んでいます。

図表3　想定する武力攻撃事態の四類型

①着上陸侵攻
　　侵攻国がわが国の領土を占領しようとする場合、海上・航空での勢力優勢を得た後に、海又は空から地上部隊などを上陸又は着陸させる侵攻である。
　　着上陸侵攻に先立ち、航空機や弾道ミサイルにより攻撃が実施される可能性が高いと考えられている。
〈留意点〉
　　事前の準備が可能であり、戦闘予想地域からの先行避難とともに広域避難が必要となる。広範囲に渡る武力攻撃災害が想定され、武力攻撃が集結した後の復旧が重要な課題となる。

②ゲリラや特殊部隊による攻撃
　　侵攻国の少人数のグループによる各種施設の破壊等が行われる攻撃である。隠密裏に行われるため、事前にその活動を予測・察知することが困難で突発的に被害が生じることが想定される。
〈留意点〉
　　ゲリラや特殊部隊の危害が住民に及びおそれがある地域においては、市町村と都道府県、都道府県警察、海上保安庁及び自衛隊が連携し、武力攻撃の態様に応じて、攻撃当初は屋内に一時避難させ、その後、関連機関が安全の措置を講じつつ適当な避難地に移動させる等適切な対応を行う。事態の状況により、都道府県知事の緊急通報の発令、市町村長又は都道府県知事の退避の指示又は警戒区域の設定など時宜に応じた措置を行うことが必要である。

③弾道ミサイル攻撃
　　弾道ミサイルによるわが国への攻撃で、発射された段階での攻撃目標の特定は極めて困難であるが、発射後極めて短時間に着弾することが予想され、弾道の種類も着弾前に特定することは困難であり、弾道の種類に応じて被害の様相及び対応が大きく異なる。
〈留意点〉
　　弾道ミサイルは発射後、短時間で着弾することが予想されるため、迅速な情報伝達体制と適切な対応によって被害を局限化することが重要であり、屋内への避難や消火活動が中心となる。

④航空攻撃
　　航空機によるわが国への空襲などによる攻撃で、対応の時間が少なく、攻撃目標を特定することが困難である。攻撃の威力を最大限発揮することを意図した場合、都市部やライフラインのインフラ施設が目標のなることもあり得る。
〈留意点〉
　　攻撃目標を早期に判定することは困難であることから、攻撃の目標地を限定せずに屋内への避難等の避難措置を広範囲に指示する必要がある。その安全を確保しなければ周辺の地域に著しい被害を生じさせる虞があると認められる生活関連施設に対する攻撃のおそれがある場合は、被害が拡大するおそれがあるため、特に当該生活関連等施設の安全確保、武力攻撃災害の発生・拡大の防止等の措置を実施する必要がある。

「緊急対処事態」は、武力攻撃とは明確に認定できないが、武力攻撃に準じた手段により多数の死傷者を出すような国家として緊急の対処が必要な事態をいい、次の事態を想定しています。

① 危険性を内在する物質を有する施設等に対する攻撃が行われる事態(原子力事業所の破壊、石油コンビナートの爆破等)
② 多数の人が集合する施設及び大量輸送機関等に対する攻撃が行われる事態(ターミナル駅や列車の爆破等)
③ 多数の人を殺傷する特性を有する物質等による攻撃が行われる事態(炭疽菌やサリンの大量散布等)
④ 破壊の手段として交通機関を用いた攻撃が行われる事態(航空機による自爆テロ等)

3) 武力攻撃事態が始まるのはいつか

では、武力攻撃事態はいつから始まるのでしょうか。

外部から武力攻撃を受けた場合に、「武力攻撃事態」に入ったことを認定し、国民に告示するのは政府の役割です。

例えば、原子力発電所の破壊など、武力攻撃によると疑われる災害が発生した場合、それが武力攻撃の一環として行われたものか否かを判定するのは政府であり、そのために政府は閣議を召集します。その結果、武力攻撃と判断されれば、内閣総理大臣(対策本部長)は「武力攻撃事態」を速やかに国民に告示することになります。

国民への告示は、テレビやラジオなどを通じて行われ、国民保護法を始めとする武力攻撃事態関連法が適用されるようになりますが、警報は市町村から原則として防災行政無線のサイレンで注意を呼びかけることにしています(図表4参照)。

図表 4　武力攻撃事態等における国民の保護のための仕組み

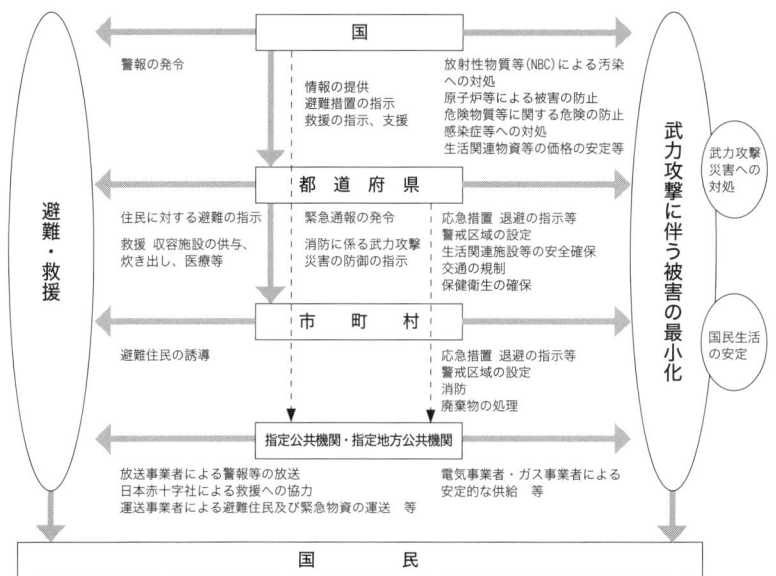

　一方、発生した事態が武力攻撃とは認定しがたいけれども、それに準じる規模、緊急性があると判断される場合には、「緊急対処事態」の認定が行われます。これは武力攻撃そのものではありませんが、国民保護法に基づき緊急対処事態における対処措置が取られることになります。

　なお、国際法上は、武力紛争の開始時期は事実主義をとっており、宣戦布告があろうとなかろうと、一方または双方が武力紛争状態にあることを認めようと認めまいと、国家間または国家と国家以外の当事者などの間に武力の行使があり、一定の激烈度、継続性等が見られれば武力紛争状態と認められます。

4 武力紛争時に医療関係者が直面する問題

国家間に武力紛争が発生した場合、一般市民の医療救護活動に従事する医療関係者は、どのような状況に置かれるのでしょうか。

現代では、武力紛争時の医療関係者の役割や権利は、ジュネーブ諸条約で広く保護されるようになりましたが、第二次世界大戦当時は、医療関係者の活動は多くの危険と制約に満ちていました。

ナチス政権下のドイツでは敵の傷病者を看護したことや、治療患者の情報を提供しなかったことを理由に医師が処罰されることもあれば、医療資材の徴発や病院の接収も占領下で頻繁に行われ、患者の治療の優先順位を当局から強制されることもありました。

さらに、ドイツの強制収容所のように医療関係者が捕虜等の人体実験に関与するなど、戦争犯罪や人道に対する罪に手を染めるといった事態も起こりました[*4]。最近では、イラクのアブ・グレイブ収容所における虐待事件で、捕虜への虐待にアメリカ軍の医療要員が関与していたことが明らかになっています。こ

【用語解説】
人道に対する罪:戦前、戦時中に戦争の実行のため、またはこれに関連して行われたすべての一般人に対してなされた殺害、せん滅、奴隷化、強制移動その他の非人道的行為若しくは政治的・人種的・宗教的理由による迫害行為をいい、第二次世界大戦後に新たに戦争犯罪とされた。

*4 巻末資料:ニュルンベルグ倫理綱領参照。

の事件により武力紛争時の医療関係者の倫理的義務が厳しく問われたことなどにより、2004年に東京で開かれた世界医師会(WMA)総会においては「武力紛争時の医師の倫理綱領」(56頁参照)が採択されています。

　このような武力紛争という特異な状況において、医療関係者はどのような権利と義務を持ち、どのような規範に基づき行動しなければならないのでしょうか。
　「武力紛争時の医師の倫理綱領」では、「政府、軍隊、およびその他権力の立場にあるものは、ジュネーブ条約および同条約の追加議定書に従い、医療従事者が武力紛争という状況の中で、ケアを必要とするすべての人に医療を提供できることを保障すべきである。この義務には、医療従事者を保護するという条件が含まれる。」(第5条)とし、さらに「職務遂行にあたり、医療従事者は通常、赤十字や赤新月標章のような国際的に認知されたシンボルで特定されるものとする。」(第13条)と宣言しています。このような医療関係者の権利を保障する基本的な条約が1949年のジュネーブ諸条約と1977年の同追加議定書です。第二次世界大戦やベトナム戦争などの教訓を経て成立、発展してきたこれらの諸条約は、今日、国際人道法と呼ばれ、武力紛争時に一般市民を保護し、そのために活動する医療救護要員を保護する基本的ルールを構成しています。その象徴的なマークが医療関係者を識別して保護するために表示される「赤十字標章」です[*5]。

[*5] イスラム教国の多くでは赤新月[赤の三日月]標章が使われ、さらに2005年12月8日には赤十字も赤新月も使用しない国が、赤水晶[赤い菱型]標章を使用できる条約も採択されました。

医療関係者は、武力紛争時の混乱の中で一般市民の治療看護に専念し、自らの安全を守りつつ医療行為を遂行しなければなりません。そのためにも国際人道法と国内法上の役割と権利義務について基本的な知識を身につける必要があります。

　赤十字国際委員会(International Committee of the Red Cross. 以下ICRCという。)では、国際人道法の普及教育の対象を軍隊の構成員、政府関係者、公務員、教育関係者など八つのカテゴリーに分けていますが、中でも重要な対象として医療関係者をあげているのは、このような理由によります。

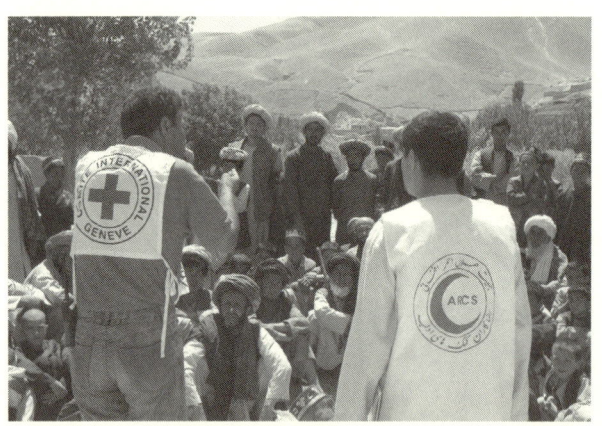

アフガニスタン北西部でのICRCの活動　　©ICRC/M. Stoessel

第2章 武力紛争時の法の適用関係

　武力攻撃時における医療関係者の役割と権利義務に関する基本的規則は、国際人道法と国民保護法の中に見られます。もっとも前述したように国民保護法は武力紛争とは見なされない大規模テロや不審船などの事態(緊急対処事態)をも規定している点が国際人道法とは異なります。

1　武力攻撃時に適用される法

　平時と武力攻撃(武力紛争)時では、適用される法が異なります。国際法では国際人道法(ジュネーブ諸条約等)が適用され、国内法では、国民保護法等が適用されるようになります。

　例えば、平時に適用される国際人権法の基本的な重要規定は

【用語解説】
国際人道法:武力紛争時に適用される1949年のジュネーブ諸条約と1977年の同条約追加議定書などを中心とした諸条約、国際慣習法などからなる国際法で、武力紛争の犠牲者保護を目的とした規則(ジュネーブ法)と戦闘方法や武器使用を制限する規則(ハーグ法)から構成されます。

図表5　関連条約の締約国数（2010年5月末現在）

○ジュネーブ諸条約締約国	194
○第一追加議定書締約国	170
○第二追加議定書締約国	165
○第三追加議定書締約国(批准)	9
○第三追加議定書締約国(署名)	84
○世界の赤十字・赤新月社(パレスチナを含む)	186
○国連加盟国	192

武力紛争時でも引き続き適用されますが、新たに武力紛争時のみに適用されるジュネーブ諸条約などの国際人道法が適用になります。紛争当事国である日本政府も国民もこれらの国際法の規定に違反することはできません。

一方、国内法においては有事の措置を規定した国民保護法が適用されるようになります。例えば、赤十字標章の使用規則を定めた「赤十字の標章及び名称等の使用の制限に関する法律」(赤十字標章法)は、武力攻撃時にはその第3条が運用停止となり、赤十字標章の使用を許可する許可権者が、国民保護法の規定により日本赤十字社から厚生労働大臣に変わります(保護法第157条4項)。

特にジュネーブ諸条約には、武力攻撃(武力紛争)時の医療関係者の役割、権利義務についての様々な規定があり、医療関係者もこれらの法に精通する必要があります。

1)　武力攻撃時の基本的人権

武力攻撃(武力紛争)時には、わが国の領土を守り、国民の生命、財産と安全を守るという緊急の必要性から、平和な日常で

第2章　武力紛争時の法の適用関係　19

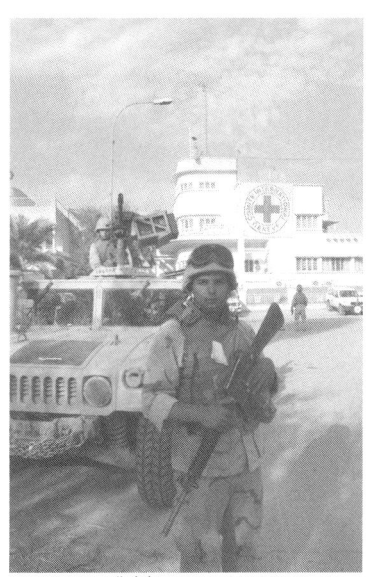

イラクのICRC代表部　©CICR/SCHAEFFER, Benoit

私たちが享受する自由がある程度制限される場合があります。こうした緊急事態において国家が国民の一定の権利を制限することは国際的にも必ずしも違法とはされていません。戒厳令や夜間外出禁止令など国民の自由の一部を制限する緊急時の国の措置が、国際人権規約上も許容される場合があるのはそのためです。

しかし、現代では、このような武力紛争時にあっても、国民の基本的人権はできる限り尊重するよう努めることは民主国家としての当然の責務といえるでしょう。このような趣

図表6　国際人道法と国際人権法の適用関係

武力紛争時	国内騒乱時	平時
国際人道法 （ジュネーブ条約・ ハーグ条約など）		国際人権法 （世界人権宣言・ 国際人権規約など）

☐は国際人道法の適用範囲
▨は国際人権法の適用範囲

注：実際には、武力紛争時と平時の区別は明確でない状況があります。

旨から国民保護法も、その第5条で「基本的人権の尊重」を謳い、その第1項で「国民の保護のための措置を実施するにあたっては、日本国憲法の保障する国民の自由と権利が尊重されなければならない。」とし、第2項では「国民の自由と権利に制限が加えられるときであっても、その制限は当該国民の保護のための措置を実施するため必要最小限のものに限られ、かつ、公正かつ適正な手続の下に行われるものとし、いやしくも国民を差別的に取り扱い、並びに思想及び良心の自由並びに表現の自由を侵すものであってはならない。」と規定しています。

特に医療関係者は、これらの規定により医療活動を保障されるとともに、自らも医療の対象となる患者や被災者の基本的人権を平時同様に尊重することが求められます。

2) 武力攻撃時の自然災害

武力攻撃（武力紛争）時にも地震や台風などの自然災害が発生することがあります。このような災害には、平時の災害時における医療関係者の役割などを定めた災害救助法や災害対策基本法が引き続き適用されます。

国民保護法の規定は、武力攻撃が原因で発生する事態に対してのみ適用されます。

2　医療関係者の行動に関する諸規則

1)　国際人道法と国民保護法の規定

武力攻撃（武力紛争）時の医療関係者の役割や権利義務を規定した国際法が国際人道法です。中でも特に一般市民（文民）の医

療活動にあたる医療関係者の役割と権利義務を規定しているのが、1949年のジュネーブ第四条約(文民保護条約)と1977年のジュネーブ諸条約第一追加議定書です。

　有事関連法を整備するにあたっての国の基本理念の柱に「国際人道法の的確な実施の確保」が謳われているのも、国際社会の一員として国際人道法を遵守することが、武力紛争時における国家の義務として、特に求められているからです。

　一方、国内法は国民保護法の関連条文が医療関係者の役割等を規定しています。同法の理念は、国民保護法第9条2項に、「国民の保護のための措置を実施するにあたっては、国際的な武力紛争において適用される国際人道法の的確な実施を確保しなければならない」と規定されている通り、国際人道法の理念と原則を踏襲しており、国民を保護するために「住民の避難」「救助」「応急医療その他の医療の援助」などについて言及しています。これらは、平時の災害救護の基本となる災害救助法や災害対策基本法の理念がベースになっています。

　また同法第85条は「都道府県知事は、大規模な武力攻撃災害が発生した場合において、避難住民等に対する医療の提供を行うため必要があると認めるときは、医師、看護師その他の政令で定める医療関係者に対し、その場所及び期間その他の必要な事項を示して、医療を行うよう要請することができる。」とあります。

　この他、自衛隊法の一部にも医療従事者への業務従事命令に関する規定がありますが、これは特殊なケースですので後に簡単に解説するに留めます。

2) 国際人権法の最低基準

　武力攻撃時にも国際人権法の基本的な最低基準は、あらゆる状況で尊重されなければなりません。特に人間の生命や安全、基本的人権の保護に関する国際人権法(世界人権宣言、国際人権規約等)の基本規定は尊重しなければならず、その内容は国際人道法の基本理念にも共通する重要な内容を含んでいます。それらは概ね次の原則にまとめることができます。

　これらの原則は、平時戦時を問わず、いかなる場合にもあらゆる人々の人権の最低基準として保障されなければなりません。医療関係者がこれらの原則を遵守することは当然です。

①無差別の原則

　　すべての人間は、人種、性別、国籍、言語、社会的な地位、貧富、政治的、哲学的、宗教的な意見やその他類似の基準によるいかなる不利な差別もなく扱われる(敵味方の差別のない救済、高齢者、障害者、女性や子どもなど弱者の特別な保護、医療上の必要性による差別のみの許容など)。

②不可侵の原則

　　すべての人間は、自分の生命や尊厳を尊重され、肉体や精神を不当に侵害されることはない。拷問、残虐な行為、屈辱的で品位を汚す行為の禁止、奴隷化、強制労働などを課されることはない(傷病者の生命の保護と不可侵、非人道的行為の禁止、名誉、信念、習慣の尊重など)。

③安全の原則

　　すべての人間は、身体の自由及び安全についての権利を有する。いかなる者も恣意的に逮捕、勾留されず、法の定

める理由、手続きによらない限りその自由を奪われない(公正な裁判を受ける権利、遡及処罰や集団に科する刑の禁止など)。

【関連規定】
● この規約の各締約国は、その領域内にあり、かつ、その管轄の下にあるすべての個人に対し、人種、皮膚の色、性、言語、宗教、政治的意見その他の意見、国民的若しくは社会的出身、財産、出生又は他の地位等によるいかなる差別もなしにこの規約において認められる権利を尊重し及び確保することを約束する。

【国際人権規約B規約第2条】

● 第二編の規定は、特に人種、国籍、宗教又は政治的意見による不利な差別をしないで、紛争当事国の住民全体に適用されるものとし、また、戦争によって生ずる苦痛を軽減することを目的とする。

【G Ⅳ-13】

3) 医の倫理綱領などの規範

さらに、医療関係者は自らが所属する組織の倫理規範及び世界医師会(WMA)や国際看護師協会(ICN)の倫理綱領などを遵守することが求められます。特にWMAのジュネーブ宣言(巻末資料参照)は、医療倫理の国際規範として1981年1月の国連総会での採択が検討された経緯もあります。また2004年のWMA東京総会で決議された「武力紛争時の医師の倫理綱領」のように武力紛争時の倫理規範を特に定めたものもあります。

この他、世界のNGOと赤十字が共同で作成した「災害援助における国際赤十字・赤新月運動及びNGOのための行動規範」(巻末資料参照)や世界80カ国の400以上のNGOと国連機関等の合意により作成された「人道憲章と災害援助に関する最低基準」(スフィア基準)の人道憲章(巻末資料参照)なども参考になるでしょう。

これらの規範の内容は、医の倫理並びに国際人道法や国際人

権法の基本原則と多くの点で共通しています。

　武力紛争時における医療関係者の行動に関する法や倫理綱領を整理すると**図表7**のようになります。

図表7　武力紛争時の医療関係者の行動規範に関する規則

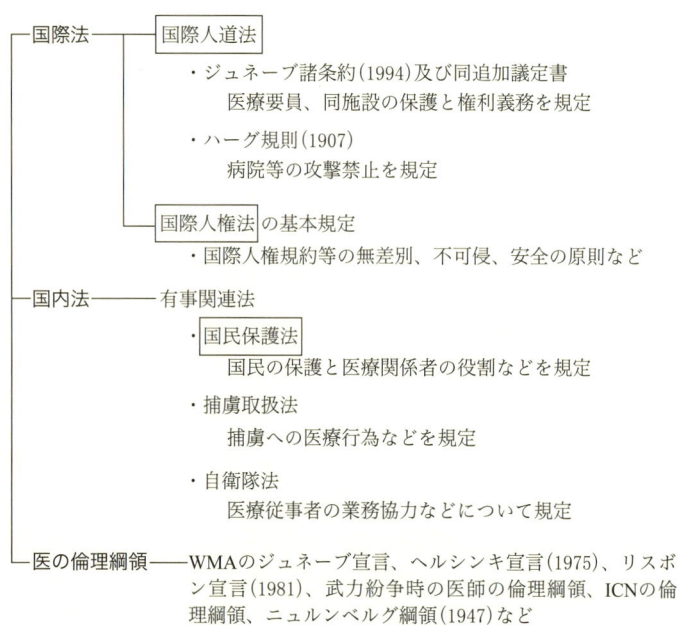

- 国際法
  - 国際人道法
    - ・ジュネーブ諸条約(1994)及び同追加議定書
      医療要員、同施設の保護と権利義務を規定
    - ・ハーグ規則(1907)
      病院等の攻撃禁止を規定
  - 国際人権法の基本規定
    - ・国際人権規約等の無差別、不可侵、安全の原則など
- 国内法────有事関連法
  - 国民保護法
    国民の保護と医療関係者の役割などを規定
  - ・捕虜取扱法
    捕虜への医療行為などを規定
  - ・自衛隊法
    医療従事者の業務協力などについて規定
- 医の倫理綱領──WMAのジュネーブ宣言、ヘルシンキ宣言(1975)、リスボン宣言(1981)、武力紛争時の医師の倫理綱領、ICNの倫理綱領、ニュルンベルグ綱領(1947)など

第3章 医療関係者の定義と役割

　医療関係者は、軍隊の衛生部隊の要員および文民の医療関係者の二つに大別されます。本書では主に文民の医療関係者の定義と役割について解説します。ここでいう「医療関係者」と同等の地位は、彼らが業務を行う医療組織の施設やその資器材にも及びます。

1　医療関係者の定義

　医療関係者と一口に言っても、個人の開業医から病院や診療所に勤務する医師や看護師、さらには病院の事務職員に至るまで実に多様な人々がいます。では、武力攻撃(武力紛争)時に一定の役割を担い、法により一定の権利義務をもつことになる医療関係者とは、どのような人たちなのでしょうか。

　ここでいう「医療関係者」とは、武力攻撃時に住民や傷病者に対して医療の提供の役割を国や自治体から要請されたり、そのような活動を行うために指定された医療関係者を意味します。彼らは、そのような役割を要請または指定されていないその他の医療関係者とは異なり、武力攻撃時に国際人道法と国民保護

法により一定の権利(例えば、赤十字標章を表示する権利など)と義務を持ち、その活動が保護されます。このような医療関係者(医療スタッフ以外の医療施設の管理運営に携わる者を含む。)を国際人道法では「医療要員(medical personnel)」[*6]といい、国民保護法では「医療関係者」(第85条)と言っています。

これらの医療関係者には、医療にかかる指定公共機関としての国立病院機構、日本赤十字社の医療関係者のほか、指定地方公共機関として都道府県が指定した医師会、歯科医師会、看護協会、薬剤師会、放射線技師会および特定の医療を行うよう要請された個人の医師、看護師などが含まれます。広島県のように県の国民保護業務計画で、指定地方公共機関に(社)済生会のような特定の医療団体を指定しているケースもあります。

国民保護法第85条の「その他政令で定める医療関係者」については、同施行令第18条で「医師、歯科医師、薬剤師、保健師、助産師、看護師、准看護師、診療放射線技師、臨床検査技士、臨床工学技士、救命救急師、歯科衛生師」と規定しています。これらにはリハビリ関係資格(理学療法士、作業療法士、視能訓練士、言語聴覚士、義肢装具士および歯科技工士)が含まれていませんが、これは、これらの資格者の業務が緊急性のある医療の提供には馴染まないためといわれます。しかし、これは国民保護法で要請を行うことが想定される医療関係者の範囲を示しているにすぎず、例えばリハビリ関係者であっても武力攻撃時に医療活動と不可分な役割を果たしている限り、国際人道法により保護されるのは当然です。さらに通常の運転手や調理師は、医療関係者とは言えませんが、病院の調理室で働く調理師や救急車の運転手などは、病院が医療目的を達成するために必要な業務

[*6] ジュネーブ諸条約第一追加議定書第8条(c)

を行う者であるので、これらの要員もすべてここで言う医療関係者に含まれます(36-37頁参照)。これについては、後述します。

なお、日本赤十字社は、国民保護法第77条の規定(日本赤十字社による措置)により、都道府県知事の行う救援に協力する責務を負っているので、同社の医療救護要員は特に重要な役割を担うことになります。

このように基本的には、国や自治体から一定の医療行為を行うことを要請または指定された医療関係者だけが国民保護法と国際人道法による権利と義務を持つことになります。

もっとも、その他の医療関係者も、国民保護法により要請または指定された役割は負っていないものの、自発的に医療活動に協力を申し出ることができます。このような医療関係者も、その他の一般市民と同様、一定の条件のものでこれらの活動を行うときは国際人道法と国民保護法により、その活動が保障され、一般的な保護を受けることができます。

【関連規定】
● 「医療要員」とは、紛争当事国により、専ら(e)に規定する医療上の目的、医療組織の管理又は医療用輸送手段の運用若しくは管理のために配属された者をいう。その配属は、常時のものであるか臨時のものであるかを問わない。医療要員は、次の者を含む。
 (i) 紛争当事者の医療要員(軍人であるか文民であるかを問わない。また、第一条約及び第二条約に規定する衛生要員並びに文民保護組織に配属された医療要員を含む。)
 (ii) 各国の赤十字社、赤新月社又は赤のライオン及び太陽社及び紛争当事者が正当に認める各国のその他の篤志救済団体の医療要員
 (iii) 次条2に規定する医療組織又は医療用輸送手段における医療要員
【PⅠ-8(c)】

●知事は、大規模な武力攻撃災害が発生した場合において、避難住民等に対する医療の提供を行うため必要があると認めるときは、医師、看護師その他の政令で定める医療関係者に対し、その場所及び期間その他の必要な事項を示して、医療を行うよう要請することができる。
【保護法85】

Q&A：医療を行う要請を拒否することはできるか

　国民保護法第85条に基づき医療への協力要請を受けた医療関係者は、基本的に「正当な理由なく」要請を断ることは出来ません。医療を提供する必要があるのに要請に応じない医療関係者に対して、都道府県知事は、医療を行うよう「指示」（同法第85条2項）することができます。「指示」は、医療を行う場所、期間、業務内容など必要事項を書面で提示して行われなければなりませんが、指示を受けた場合、医療関係者はそれに従う義務があります。この指示は行政不服審査法における処分に該当するので、指示に不服がある場合、医療関係者は同法の規定による不服申し立て手続きをとることができます。

　また、医療関係者が要請を拒否できる理由について、政府見解は「自らの負傷、交通の遮断など医療関係者が医療を行えない状況に至らしめる客観的事情」がある場合や「医療関係者が一刻を争う他の患者の治療に専念しなければならない場合（競合）」などを例に挙げています。

　なお、国民保護法では医療関係者が要請や指示に従わない場合にも罰則規定はありません。医療行為という人道的任務を遂行するためには強制は馴染まず、医療関係者の自主性とモラルに期待しているためといえます。阪神大震災等の、これまでの主要な大災害でも業務命令により医療関係者を医療業務に従事させた例はないようです。実際には雇用契約等を締結してから業務に従事してもらうか要請という形をとるのが通例のようです。武力攻撃災害において実際にどのような手続きが取られるかは分かりませんが、国民保護法の基本理念を想起すると、これまでの対応と同様の措置が取られるものと思われます。

　いずれにしても、公当局からの要請や指示により医療に従事する医療関係者だけが、原則として国民保護法及び国際人道法で言うところの医療関係者ということになります。

【関連規定】
- 国民は、この法律の規定により国民の保護のための措置の実施に関する協力を要請されたときは、必要な協力をするよう努めるものとする。
2 　前項の協力は国民の自発的な意思にゆだねられるものであって、その要請に当たって強制にわたることがあってはならない。

【保護法4(1)】

- 国及び地方公共団体は、日本赤十字社が実施する国民の保護のための措置については、その特性にかんがみ、その自主性を尊重しなければならない。

【保護法7】

- 同項の医療関係者が正当な理由がないのに同項の規定による要請に応じないときは、都道府県知事は、避難住民に対する医療を提供するため特に必要があると認めるときに限り、当該医療関係者に対し、医療を行うべきことを指示することができる。この場合においては、同項の事項を書面で示さなければならない。

【保護法85(2)】

Q&A：なぜ指定された医療関係者だけが公的役割を担うのか

　かつては、医療関係者ならば誰でも区別せずに国際人道法で規定する医療関係者と認めるべきだといった意見が国際会議の場でもありました。

　しかし、武力紛争時に活動する医療関係者は赤十字標章を表示して保護され、特別な権利と義務を持つという理由から、赤十字標章の使用を適正に管理するためにも当局が要請または指定した一定の役割を担う医療関係者だけにその使用を認めるべきだという意見が多く、このようなシステムがとられています。

　もちろん、その他の医療関係者も敵対行為に参加しない限り、他の民間人と同様、文民としての一般的な保護を受けるのは自明のことです。

【関連規定】
- 文民たる住民及び個々の文民は、すべての場合において、国際法によって与えられるすべての保護(次条の予防措置による保護を含む。)を受ける権利を有する。

【PⅠ-56(3)】

2　軍隊の医療関係者と文民の医療関係者の違い

　武力攻撃(武力紛争)時に傷病者の収容、看護、治療の役割を担う医療関係者は、その機能により二種類に分けられます。

　第一は、軍隊(自衛隊)の傷病兵の収容、看護、治療にあたることを主要な任務とする軍の衛生部隊と衛生要員です。第二は、軍隊以外の主に一般住民など民間人(文民)の収容、看護、治療にあたる文民の医療関係者です。

　軍隊の医療関係者は、わが国では慣習的に衛生部隊や衛生要員と呼ばれますが、ジュネーブ諸条約の原文は軍隊のものも文民のものも共に「メディカル・ユニット(medical unit)」や「メディカル・パーソネル(medical personnel)」の語を使い、特に軍隊の衛生部隊を意味する場合には「ミリタリー・メディカル・ユニット(military medical unit)」の語が使われています。

　両者の役割の違いは、以下の通りです。

①軍隊の衛生部隊

　軍隊の衛生部隊と衛生要員は、もっぱら軍隊の傷病兵の看護が目的であり、通常は一般市民の医療、看護を目的として活動しません。もちろん、文民の傷病者を収容、看護する場合もありますが、それはあくまでも緊急事態等での人道的理由による付随的な活動といえます。衛生要員も軍隊の構成員ですが、戦闘員とは異なる非戦闘員として通常、軍隊の衛生施設(自衛隊病院や野戦病院など)や戦場で赤十字標章を表示して活動し、敵対(戦闘)行為に参加しない限りにおいて国際人道法による保護を受けることになります。例えば、抑留された場合でも捕虜として扱われないが、捕虜条約が与える利益を受けられるなどの

特権です*7。

自衛隊の衛生部隊と衛生要員については主に「赤十字標章及び衛生要員等の身分証明書に関する訓令」(1964年[昭和39年]9月8日防衛庁訓令第32号、2005年[平成17年]防衛庁訓令第77号改正)で定めています。

なお、赤十字社等の医療関係者も自衛隊の衛生活動に加わる場合も想定されますが、その場合は、自衛隊の管理下で活動するのが原則となります。

②文民の医療関係者

文民の医療関係者とは、軍隊の医療組織(衛生部隊)の要員以外の医療関係者のことです。彼らが活動する場所は、文民病院などの固定の医療施設だけに限定されず、臨時の救護所や住民の避難所などの移動施設も含まれます。

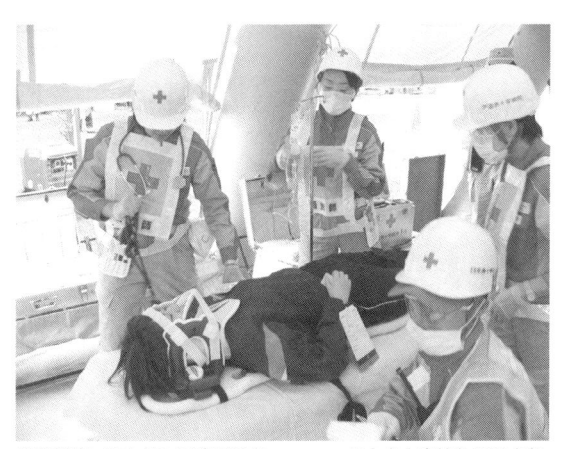

救護訓練に取り組む医療関係者　　　　©日本赤十字社秋田県支部

---

*7 GⅠ-19,22,24,25,28、GⅡ-35(4)

文民病院でも緊急のニーズがある場合には、一般市民に限らず軍隊の傷病兵を収容、看護するのは当然です。いずれの場合でも、文民の医療関係者は、戦闘が現に行われている場所など危険な地域での活動は基本的に要請されません。これは国民保護法に規定された国の安全確保義務(保護法第85条3項)によるものです。

なお、現代では軍隊、文民の医療関係者を特に区別せず、双方に同等の保護を与えているのが特色です(ＰⅠ)。しかし、国民保護法で役割が規定されている医療関係者とは文民の医療関係者に限定されています。

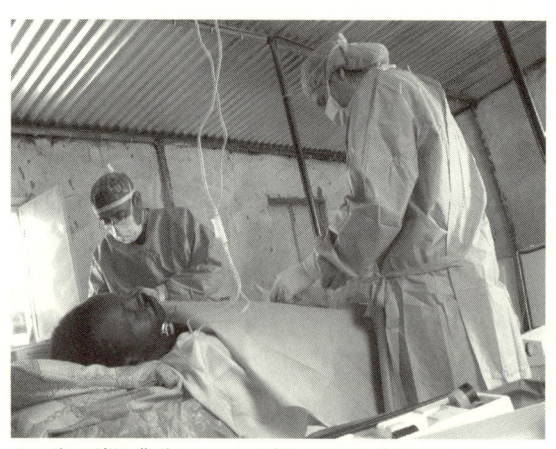

スーダン西部の北ダルフールで活躍するICRC外科チーム
©ICRC/V. Miranda

第4章　医療関係者の保護

　武力攻撃(武力紛争)時に特別に保護される医療関係者とは、国や自治体の当局から医療目的の業務を行うことを要請または指定された者です。また医療関係者とは、「人」を意味しますが、このほか医療組織に属する施設や医療資器材などの「もの」も保護の対象となります。また医療活動に協力する一般市民にも一定の保護が与えられるようになっています。

1　医療関係者の保護

　医療関係者の保護と医療組織の保護は一体のものです。ジュネーブ諸条約では「医療組織は、常に尊重され、かつ、保護されるものとし、また、これを攻撃の対象にしてはならない」(PI-12条)と規定しています。

　医療組織とは、もっぱら医療目的のために組織された病院や診療所、救護班などの組織のことであり、養護施設や障害者施設など医療介護を必要としない者が収容されている施設は医療組織には含みません。

　ジュネーブ諸条約の解釈によれば、医療組織に属する施設で

あっても事務機能だけをもつ建物は一般に医療目的の施設とはいえません。例えば、事務機能だけを持つ日本赤十字社の支部の社屋や社会福祉施設、あるいは医療団体の建物であっても医療行為を行っていない建物は医療組織とはみなされません。しかし、これらの施設が、もっぱら医療目的に転用される場合には医療用施設となります。この違いが赤十字標章を表示できるかできないかの根拠となります。

医療組織と医療要員の保護を規定した国際人道法の基本的な条文は、1977年のジュネーブ諸条約第一追加議定書と1949年のジュネーブ第四条約(文民保護条約)の中に見られます。

国民保護法の医療関係者の役割に関する規定は、「災害救助法」や「災害対策基本法」の理念を踏襲していますが、同時に国際人道法の原則にも合致したものになっています。

保護される医療組織は、主に医療業務に携わる「人」と「もの」から構成されますが、これらの「人」と「もの」は一定の条件の下で保護されるのであり、その条件を逸脱した場合には、保護の資格を失います。これらの「人」と「もの」を識別して保護するためにジュネーブ諸条約と国民保護法の規定により「赤十字標章」を表示します。

【関連規定】
●医療組織は、常に尊重され、かつ、保護されるものとし、また、これを攻撃の対象としてはならない。
2　1の規定は、次のいずれかの場合には、軍の医療組織以外の医療組織について適用する。
　(a)　紛争当事者の一に属する場合
　(b)　紛争当事者の一の権限ある当局が認める場合
　(c)　第9条2又は第一条約第27条の規定に基づいて承認を得た場合

3 紛争当事者は、自己の固定された医療組織の位置を相互に通報するよう求められる。通報のないことは、紛争当事者の1の規定に従う義務を免除するものではない。
4 いかなる場合にも、軍事目標を攻撃から保護することを企図して医療組織を利用してはならない。紛争当事者は、可能なときはいつでも、医療組織が軍事目標に対する攻撃によってその安全を危うくされることのないような位置に置かれることを確保する。

【PⅠ-12】

●傷者、病者、虚弱者及び妊産婦を看護するために設けられる文民病院は、いかなる場合にも、攻撃してはならず、常に紛争当事国の尊重及び保護を受けるものとする。

【GⅣ-18】

●紛争当事国は、いかなる場合にも、衛生機関の固定施設及び移動衛生部隊を攻撃してはならず、常にこれを尊重し、且つ、保護しなければならない。

【GⅠ-19】

2 保護される「人」と「もの」

ジュネーブ諸条約では、武力攻撃(武力紛争)時に医療活動に従事する人と医療目的に使用されるものは赤十字標章を表示して識別し、敵の攻撃から保護しています。

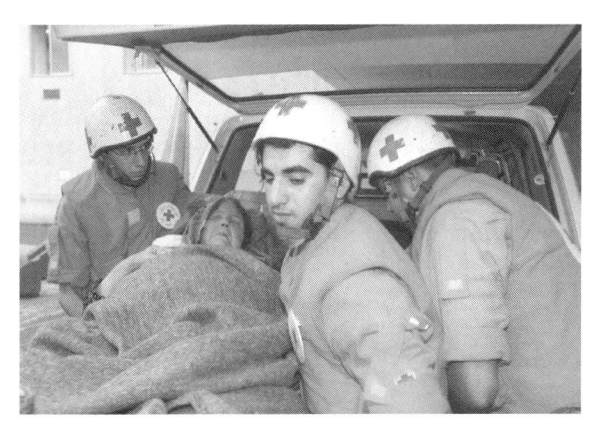

レバノンで紛争犠牲者を搬送する赤十字要員　　©ICRC/KOKIC, Marko

武力攻撃時には、戦闘行為に参加しない一般住民への攻撃も禁止されていますから、市民の医療活動にあたる医療関係者は、赤十字標章を表示しなくても一般的に保護されるのは当然のことです。しかし、医療関係者は人々の生命と安全を守る重要な役割を担うことから、これらの人々を特別に保護する必要性から赤十字標章を表示させて識別し、特別に保護しようとしています。

　国際人道法で保護の対象とする「人」と「もの」は次のとおりです。

1）　保護される「人」

　前章の「医療関係者の定義」の項で解説したすべての医療関係者が保護の対象となり、彼らは赤十字標章を表示することになります。

　つまり、医師、看護師、薬剤師、医療技術者などに限らず、病院の管理運営にあたるその他の職員（研究室、レントゲン・CT室、医務室、車両運転、調理室などに従事する職員）など医療施設が医療目的を達成するのに必要な業務を行うすべての人が医療関係者ということができます。

　第二次世界大戦時の例では、陸軍病院勤務の主計（会計係）も移動時や正装時

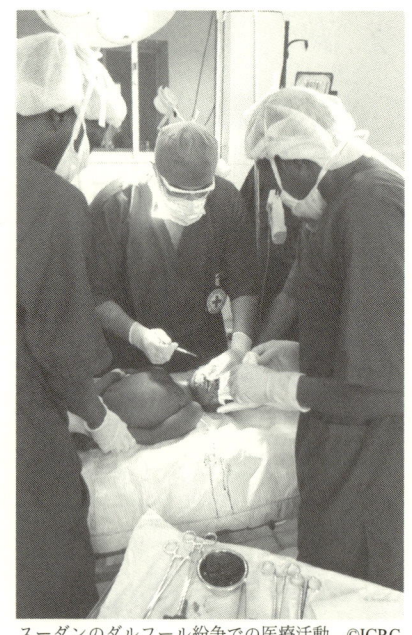

スーダンのダルフール紛争での医療活動　©ICRC

には赤十字腕章を着用していたといわれます。その理由は、これらの要員なくしては医療施設の運営がなりたたないからです。

これらの医療関係者は指定された医療活動にもっぱら従事することが条件で、その他の業務(医療目的以外の業務)を兼務する者は含まれません。例えば、病院に勤務する医師であっても時間の一部を個人業務に当てたり、一日の一部、または一週間の2日だけ病院に勤務し、その他は異なる業務を行うような医師は除外されます。

また医療関係者は、もっぱらその業務に従事する者であれば、常勤職員であるか臨時職員であるかを問いません。しかし、赤十字標章の濫用を防ぐために常勤職員と臨時職員では赤十字標章の使用条件を若干変えています。例えば、常勤職員の場合には、通勤途上も業務遂行の一環と見なして赤十字標章を着用できるのに対し、臨時の職員は、その業務に従事している間だけ着用できるとしています[*8]。

要するに、医療関係者は「もっぱら医療目的の業務に従事すること」が必要であり、国の資格を有する医師や看護師等であるかどうかは、国際法上は要件としていません。

【関連規定】
● 医療組織とは、軍のものであるか軍のもの以外のものであるかを問わず、医療上の目的、すなわち、傷者、病者及び難船者の捜索、収容、輸送、診断若しくは治療(応急治療を含む。)又は疾病の予防のために設置された施設その他の組織をいう。これらのものには、例えば、病院その他の類似の組織、輸血施設、予防医療に関する施設及び研究所、医療物資貯蔵庫並びにこれらの組織の医薬品の保管所を含む。医療組織は、固定されたものであるか移動するものであるか、また、常時のものであるか臨時のものであるかを問わない。

【PⅠ-8条(e)】

[*8] 解説193,194頁、解説4C192頁。

●文民病院の運営及び管理に正規にもっぱら従事する職員(傷者及び病者たる文民、虚弱者並びに妊産婦の捜索、収容、輸送及び看護に従事する者を含む。)は、尊重し、且つ、保護しなければならない。

【G Ⅳ-20(1)】

●都道府県知事は、大規模な武力攻撃災害が発生した場合において避難住民等に対する医療の提供を行うため必要があると認めるときは、医師、看護師その他の政令で定める医療関係者に対し、その場所及び期間その他の必要な事項を示して、医療を行うよう要請することができる。

【保護法85】

2) 保護される「もの」

保護される「もの」は、①医療組織(施設)とその資器材、②医療用輸送手段、から構成されます。

「医療組織とその資器材」とは、当局からその役割を指定または許可された医療組織(病院、診療所などの固定医療施設に限らず、応急救護所などの臨時の医療施設)の建物などの施設とその資器材です。

ただし、医療施設は病院などに限らず、医療目的に組織された輸血施設、予防医療施設と同研究所、医療物資の貯蔵庫、医薬品の保管所の他、赤十字血液センターも含まれ、ICRCのジュネーブ諸条約解説書では、歯科医療施設及び加療を提供するリハビリテーションセンターも医療組織に含まれるとしています。

さらに血液供給のための輸送が業者に

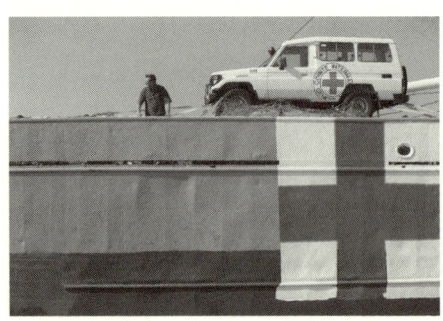

ベイルートで荷下ろしするICRCの輸送船
©CICR/KOKIC, Marko

委託された場合には業者の車両も保護の対象になります。

また、これらの医療目的の施設は、常時の施設であるか臨時の施設であるか、あるいは固定の施設か移動可能な施設(仮設救護所など)かを問いません。つまり、法律上の病院であるかどうかには関係なく、医療目的のために使用される施設かどうかが問題となります。したがって、仮に学校が医療目的に転用された場合には、医療施設として保護の対象になりますが、学校の一部を引き続き学校として使用する場合には赤十字標章を表示することはできません。医療用に転用された施設は、医療目的のみに使用する条件で赤十字標章の表示が許されるのであり、他の目的に兼用してはならないのです。

「医療用輸送手段」とは、常時のものか臨時のものかは問わず、もっぱら医療目的に使用される救急車などの車両、船舶、航空機が該当し、これらは赤十字標章で表示しなければなりません。ただし、国民保護法では、消防署の救急車は、武力攻撃(武力紛争)時にその使用が医療目的に限定されないため、赤十字標章ではなくオレンジ色地に青色の正三角形の文民保護標章(103頁参照)で表示することになっています。

【関連規定】
●傷者、病者、虚弱者及び妊産婦を看護するために設けられる文民病院は、いかなる場合にも、攻撃してはならず、常に紛争当事国の尊重及び保護を受けるものとする。　　　　　　　　　　【GⅣ-18】

●医療上の輸送とは、諸条約及びこの議定書によって保護される傷者、病者、難船者、医療要員、宗教要員、医療機器又は医療用品の陸路、水路又は空路による輸送をいう。　　　　　　　　　【PⅠ-8(f)】

●「医療用輸送手段」とは、軍のものであるか軍のもの以外のものであるか、また、常時のものであるか臨時のものであるかを問わず、専ら医療上の輸送に充てられ、かつ、紛争当事者の権限のある当局の

監督の下にある輸送手段をいう。　　　　　　　　　　　【PⅠ-8(g)】

●陸上にある護送車両隊若しくは病院列車又は海上にある特別仕立の船舶で傷者及び病者たる文民、虚弱者並びに妊産婦を輸送するものは、第18条に定める病院と同様に尊重し、且つ、保護しなければならず、また、国の同意を得て、戦地にある軍隊の傷者及び病者の状態の改善に関する1949年8月12日のジュネーブ条約第38条に定める特殊標章を掲げて表示しなければならない。　　　　　【GⅣ-21】

●医療用車両は、諸条約及びこの議定書における移動する医療組織と同様の方法により尊重され、かつ、保護される。　　　【PⅠ-21】

Q&A：文民病院の証明書とは

　ジュネーブ諸条約には、武力紛争時に民間人を治療、看護する「文民病院」に対して、当局は文民病院であることを示す証明書を発給しなければならないと規定されています[*9]。国民保護法では、同証明書の発給について規定していませんが、文民病院は当局から赤十字標章の使用許可を受けることになるので、その許可証をもって証明書とみなすことができるでしょう。使用許可申請書については、赤十字標章等交付要綱別紙様式1(『赤十字標章ハンドブック』東信堂、p.591収掲)をご参照ください。

【関連規定】
●紛争当事国は、すべての文民病院に対し、それらの病院が文民病院であること及びそれらの病院が使用する建物が第19条の規定に従って病院の保護を失うこととなるような目的に使用されていないことを示す証明書を発給しなければならない。　　　　　【GⅣ-18(2)】

[*9] ジュネーブ第四条約第18条以下

3 保護の資格を失うとき

医療組織に与えられる保護の資格は、それらの要員や施設、資器材、輸送手段が中立義務に違反して、敵対行為に加担して使用された場合には失われます(51頁の「医療関係者の義務」を参照)。

その場合でも、即座に敵の攻撃が許されるわけではなく、「適当な場合には、いつでも合理的な期限を定める警告が発せられ、かつ、その警告が無視された後においてのみ、消滅させることができる」(PⅠ-13)とあります。

一方、次の事実は、中立義務の違反とは見なされません(PⅠ-13(2))。

① 緊急の医療ニーズのために軍隊の傷病兵が文民病院に収容、看護されていること
② これらの傷病兵が携行していた小型武器(拳銃、自動小銃などの軽火器)や弾薬が適当な当局に回収される前に病院に一時的に保管されていること
③ 医療要員が自衛または傷病者の保護のために武器を使用すること(50頁参照)
④ 武装した医療要員がいないため、監視兵、哨兵または護衛兵によって医療施設が保護されていること
⑤ 軍隊の構成員または他の戦闘員が医療上の理由により軍の医療組織以外の医療組織の中にいること

【関連規定】
● 傷者若しくは病者たる軍隊の構成員がそれらの文民病院で看護を受けている事実又はそれらの戦闘員から取り上げられたが、まだ正当な機関に引き渡されていない小型武器及び弾薬の存在は、敵に有害な行為と認めてはならない。

●文民の医療組織が資格を付与されている保護は、当該医療組織がその人道的任務の範囲を超えて、敵に有害な行為を行うために使用される場合を除くほかは、消滅することはない。

【PⅠ-13】

4 救援に協力する一般市民の保護

　当局から要請または指定されて医療活動にあたる医療関係者だけでなく、その他の一般市民も当局の要請または自発的に傷病者の医療救援に協力する場合には、その活動が保護されます。

　救援への協力内容は様々ですが、一般の医師や看護師が自発的に救援に協力したり、救急法の資格を持つ一般市民が協力する場合も想定されます。しかし、国や自治体は、国民による自発的な協力の場合でも彼らを危険な業務に従事させないよう安全確保を図り、必要な支援を行うよう努めなければなりません。

　これらの協力者は、通常、原則として赤十字標章を使用することはできないと思われますが、当局が彼らに一定の支援を行う必要があることから、状況により適切な管理のもとで赤十字標章を使用させる可能性もあります。スイスでは、武力紛争時に民間防衛のために一定の割合の一般市民を市民の救援のために動員する計画がありますが、こうした事例と国民保護法の趣旨を参考にしながら、救援に協力する一般市民への赤十字標章または文民保護標章の使用について判断することになると思われます。

【関連規定】

● (前略) 文民たる住民及び各国の赤十字社、赤新月社又は赤のライオン及び太陽社のような救済団体は、自発的に行う場合であっても、侵略され又は占領された地域においても、傷者、病者及び難船者を収容し及び看護することを許される。いずれの者も、このような人道的な行為を理由として危害を加えられ、訴追され、有罪とされ又は処罰されることはない。

【PⅠ-17(1)】

● 紛争当事者は、1に規定する文民たる住民及び救済団体に対して、傷者、病者及び難船者を収容し及び看護し並びに死者を捜索し及びその死者の位置を報告するよう要請することができる。紛争当事者は、要請に応じた者に対し、保護及び必要な便益の双方を与える。

【PⅠ-17(2)】

● 国及び地方公共団体は、自主防災組織及びボランティアにより行われる国民の保護のための措置に資するための自発的な活動に対し、必要な支援を行うよう努めなければならない。

【保護法4(3)】

● 都道府県知事又は都道府県の職員は、救援を行うため必要があると認めるときは、当該救援を必要とする避難住民等及び近隣の者に対し、当該救援に必要な援助について協力を要請することができる。
2 前項の場合において、都道府県知事及び都道府県の職員は、その要請を受けて救援に必要な援助について協力をする者の安全の確保に十分配慮しなければならない。

【保護法80】

● 市町村長若しくは消防吏員その他の市町村の職員、都道府県知事若しくは都道府県の職員又は警察官等は、(略) 消火、負傷者の搬送、被災者の救助その他の武力攻撃災害への対処に関する措置を講ずるため緊急の必要があると認めるときは、(略) 住民に対し、その実施に必要な援助について協力を要請することができる。

【保護法115】

自衛隊の要請に応じる一般市民の保護

ジュネーブ諸条約は、軍当局は「住民に対し、軍当局の指示の下に自発的に傷者及び病者を収容し、且つ看護するように、その慈善心に訴えることができる」とあり「軍当局は、この要請に応じた者に対して必要な保護及び便益を与えるものとする」とあります。

この要請に応じて自発的に傷病者の収容、看護に協力する者は、一定の保護と便宜供与を得られることになります。またこのような場合でも、協力者への安全確保義務により、軍当局は一般市民に危険な業務を行うことを要請することはできないでしょう。

【関連規定】
- 軍当局は、住民に対し、軍当局の指示の下に自発的に傷者及び病者を収容し、且つ、看護するように、その慈悲心に訴えることができる。軍当局は、この要請に応じた者に対して必要な保護及び便益を与えるものとする。敵国がその地域の支配権を掌握し、又は奪還するに至った場合には、その敵国は、同様に、それらの者に同一の保護及び便益を与えなければならない。
2 軍当局は、侵略され、又は占領された地域においても、住民及び救済団体に対し、自発的に傷者又は病者をその国籍のいかんを問わず収容し、且つ、看護することを許さなければならない。
   文民たる住民は、これらの傷者及び病者を尊重しなければならず、特に、それらの者に対して暴行を加えないようにしなければならない。
3 いかなる者も、傷者又は病者を看護したことを理由としてこれを迫害し、又は有罪としてはならない。

【GⅠ-18】

第5章 医療関係者の権利と義務

医療関係者は与えられる権利と引き換えに、守るべき義務も課せられています。これらの権利と義務は、医師や看護師はもちろんのこと、医療施設の管理運営にあたるすべての要員にも適用されます。

1 医療関係者の権利

医療関係者(医療組織)は、医療行為を遂行するために必要な次のような権利を持ちます。特にジュネーブ諸条約第一追加議定書は、医療任務の一般的な保護を掲げています。以下の医療関係者の権利は、基本的に医療組織にも当てはまります。

1) 医療行為を保護される権利

医療関係者は、武力攻撃(武力紛争)時においても敵の攻撃から保護され、医療行為を継続する権利を持ちます。敵に占領された場合でも拘束されず医療を継続することができます。また医療倫理の原則に基づき実施した行為に対し、誰からも非難されたり、それを理由に処罰されることもありません。つまり敵

国の将兵や国民を治療したことで自国の当局はもちろん、敵国の当局からも処罰されることはなく、ジュネーブ諸条約の規定や医療倫理の原則に反する行為を強制されることもありません。また医療上の理由以外で、いずれかの者の治療を優先するように強要されることもありません。これらに反する行為を強制することは、いかなる場合でも国際人道法の違反行為となります。

【関連規定】
●軍の医療要員以外の医療要員は、尊重され、かつ、保護される。
【PⅠ-15(1)】

●占領国は、当該軍の医療要員以外の医療要員がその任務を遂行するに当たり、医療上の理由に基づく場合を除くほか、いずれかの者の治療を優先させるよう求めてはならない。軍の医療要員以外の医療要員は、その人道的使命と両立しない任務を遂行することを強要されない。
【PⅠ-15(3)】

●いずれの者も、いかなる場合においても、医療上の倫理に合致した医療活動(その受益者のいかんを問わない。)を行ったことを理由として、処罰されない。
2 医療活動に従事する者は、医療上の倫理に関する諸規則若しくは傷者及び病者のために作成された他の医療上の規則又は諸条約若しくはこの議定書の規定に反する行為又は作業を行うことを強制されず、またこれらの諸規則及び規定によって求められる行為又は作業を差し控えることを強制されない。
【PⅠ-16】

2) 赤十字標章を使用する権利

医療関係者は、ジュネーブ諸条約と国民保護法の規定による当局の許可により、医療関係者を識別し、敵の攻撃から保護するために赤十字標章を表示し、身分証明書を携行する権利を持ちます。これは権利であるとともに義務でもあります。

赤十字標章は、病院など医療目的の施設のほか、医療用資器材、医療用輸送手段などにも表示します。赤十字標章と身分証

明書の交付は、赤十字標章の使用許可権者である厚生労働大臣または都道府県知事の許可を得て行います。

また身分証明書は、国際人道法と国民保護法で規定された医療要員であることを証明する国際的な基準に沿った身分証明書(84頁参照)であり、個々の施設の職員証明書とは異なります。国や自治体などの公当局が管理する医療組織以外の民間の医療組織は、標章や身分証明書を自ら作成するのが原則となっています。

【関連規定】
● 紛争当事国は、医療要員、宗教要員、医療組織及び医療用輸送手段が識別されることのできることを確保するよう努める。
2　紛争当事国は、また、特殊標章及び特殊信号を使用する医療組織及び医療用輸送手段の識別を可能にする方法及び手続を採用し及び実施するよう努める。
3　軍の医療要員以外の医療要員及び軍の宗教要員以外の宗教要員は、占領地域及び戦闘が現に行われ又は行われるおそれのある地域において、特殊標章及び身分証明書によって識別されることができるようにすべきである。
4　医療組織及び医療用輸送手段は、権限のある当局の同意を得て、特殊標章によって表示する。　　　　　　　　　　　　【PⅠ-18】

● 文民病院は、国の許可がある場合に限り、戦地にある軍隊の傷者及び病者の状態の改善に関する1949年8月12日のジュネーブ条約第38条に定める標章によって表示するものとする。　【GⅣ-18(3)】

● 指定行政機関の長又は都道府県知事は、武力攻撃事態等においては、赤十字の標章及び名称等の使用の制限に関する法律(略)第1条及び前項の規定にかかわらず、指定行政機関の長にあっては避難住民等の救援の支援を行う当該指定行政機関の長が所管する医療機関又は当該指定行政機関の職員(略)に対し、都道府県知事にあってはその管理の下に避難住民等の救援を行う医療機関若しくは医療関係者又は当該避難住民等の救援に必要な援助について協力をする医療機関若しくは医療関係者に対し、これらの者(略)又はこれらの者が行う医療のために使用される場所若しくは車両、船舶、航空機等(略)を識別させるため、赤十字標章等(略)、特殊信号又は身分証明書を交付し、又は使用させることができる。　　　　【保護法157(2)】

3) 守秘を尊重される権利

医療関係者は、患者の情報を他人に提供することが患者本人またはその家族にとり有害であると考えられる場合には、自国や敵対国の当局にその情報を提供するよう強制されることはありません。これに関する例外は、自国の国内法で要求されている場合や伝染病の通報義務の尊重などです。

これは、第二次世界大戦時に占領国が敵の所在を知るために厳しく密告を強要したことなどの教訓が背景にあります。

また「捕虜取扱法」(第170条)には、捕虜の健康診断にあたる外国人の混成医療委員に対して業務上知りえた秘密を漏外することを禁じる規定があります。

【関連規定】
● 医療活動に従事する者は、自己が現に看護しているか又は看護していた傷者及び病者に関する情報がこれらの傷者及び病者又はその家族にとって有害となると認められる場合には、自国の法律によって求められている場合を除くほか、敵対する紛争当事者又は自国のいずれかに属する者に対し当該情報を提供することを強要されない。もっとも、伝染病の義務的通報に関する諸規則は、尊重する。

【PI-16(3)】

4) 医療活動に必要な場所に立ち入る権利

医療関係者は、その業務の遂行に必要な場所に立ち入る権利があります。ただし、その場合でも紛争当事国の監視措置及び安全措置には従わなければなりません。

【関連規定】
● 軍の医療要員以外の医療要員は、関係紛争当事者が必要と認める監督及び安全のための措置に従うことを条件として、当該軍の医療要員以外の医療要員の役務を必要とするいずれの場所にも立ち入ることができる。

【PI-15(4)】

5) 便宜供与を受ける権利

　医療関係者は、その業務を遂行するために自国及び占領国の当局から必要な便宜を受ける権利があります。また自主防災組織やボランティアの自発的な活動にも国や自治体は必要な支援を行うよう努めなければなりません。

【関連規定】
- 軍の医療要員以外の医療要員は、戦闘活動のために軍の医療活動以外の医療活動が中断されている地域において、必要なときは、すべての利用可能な援助を与えられる。

【PⅠ-15(2)】

- 占領国は、占領地域の軍の医療要員以外の医療要員に対し、その軍の医療要員以外の医療要員が最善を尽くして人道的任務を遂行することができるようにするためにすべての援助を与える。

【PⅠ-15(3)】

- 紛争当事国は、①に規定する文民たる住民及び救済団体に対して、傷者、病者及び難船者を収容し及び看護し、並びに死者を捜索し及びその死者の位置を報告するよう要請することができる。紛争当事国は、要請に応じた者に対し、保護及び必要な便益の双方を与える。

【PⅠ-17(2)】

6) 徴発を制限される権利

　医療関係者は、自国はもちろん、敵国に占領された場合でも、医療上の必要がある限り、医療施設の装備、資器材、要員を徴発されない権利があります。つまり自国及び占領当局は、病院等の収容者の医療ニーズが満たされていない場合には、当該施設から物品その他を徴発することは禁止されています。

　徴発が行われる場合の条件は、一般的に、①緊急の必要がある場合、②病院の徴発が軍の傷病者の看護のために要請された場合、③入院患者が適当な治療、看護を受けていて、住民の要

求の実現を確保するための適当な措置がとられている場合、などの要件が満たされている場合です。

徴発は他の措置がとられるまでの一時的な措置であり、病院の医薬品、物資等は、原則として文民のニーズがある限り徴発することはできません。

【関連規定】
● 占領国は、占領地域の住民に対する適当な医療の提供並びに既に治療中の傷者及び病者の治療の継続に必要な限り、軍の医療組織以外の医療組織、その設備、その物品又はその要員の役務を徴発してはならない。

【PI-14(2)】

7) 自己と患者を守る権利

ジュネーブ諸条約は、医療関係者が自己及び傷病者を守る権利を認め、そのために最低限の軽火器を携行することを認めています。これは、敵が傷病者に危害を加えるような違法な暴力に及んだ場合に、それを止めさせる手段として拳銃や小銃の使用を容認したものです。この理由から軍隊の衛生要員は拳銃や小銃を携行する場合があります。

しかし、ジュネーブ諸条約にこうした規定があるとしても、現実には武器の使用経験もなく訓練も受けていない文民の医療関係者が武器を携帯するのは適切とは言えません。特に国際赤十字の行動規範は、「いかなる場合にも赤十字社の職員は武器を携帯してはならない」と規定しています。このような考え方から国民保護法では、医療関係者が武器を使用して自己防衛することを想定していません。

したがって、安全上の防御や警備が必要と思われる場合には、

医療施設に警察または警備会社の要員等や自衛隊員の歩哨を配置することが適切と思われます。ジュネーブ諸条約では、軽武装の軍隊要員が病院の警護の歩哨に立つことは、敵対的行為と見なしてはならないとしています。

> 【関連規定】
> ●次のことは、敵に対する有害な行為と認めてはならない。
> (a) 軍の医療組織以外の医療組織の要員が自己又はその責任の下にある傷者及び病者の防護のために軽量の個人用の武器を装備していること。
> (b) (同組織が)監視兵、歩哨又は護衛兵によって警護されていること。
>
> 【PⅠ-13】

2 医療関係者の義務

医療関係者は、与えられた保護と引き換えに、次の義務を負っています。

1) 中立の義務

医療関係者は、敵に有害になる行為を差し控え、医療倫理上の原則にのみ基づいて行動しなければなりません。これが医療関係者の中立義務です。

医療関係者はこのように行動する限りにおいて国際人道法により保護され、この義務に違反すると保護の資格を失います。

敵に有害な行為とは、例えば病院の倉庫に武器や弾薬を貯蔵させること、病院の駐車場を軍用車両(衛生車両を除く)の駐車場として利用させること、病院に敗残兵や戦闘員をかくまうこと、病院の屋上などに軍事監視ポストを設置するのを認めるこ

と、など軍事行動に貢献するために医療施設を利用させることです。これらの行為は国際人道法が要求する医療関係者の中立義務違反となります。

しかし、違反したからといって即座に医療施設を攻撃することが許されるわけではなく、敵対国は違反の事実を当該施設に指摘して改善を求め、それがなされない場合に、一定期間の警告を発した後に保護の資格が消滅します。これは軍隊の衛生部隊や病院についても同様です。詳細は、41頁の「3 保護の資格を失うとき」を参照ください。

【関連規定】
●軍の医療組織以外の医療組織が受けることのできる保護は、当該軍の医療組織以外の医療組織が人道的任務から逸脱して敵に有害な行為を行うために使用される場合を除くほか、消滅しない。

【PⅠ-13(1)】

2) 無差別の義務

医療関係者は、傷病者の治療、看護にあたり、人種、宗教、国籍、思想、信条、その他類似の基準によるいかなる不利な差別もせずに彼らを扱わなければなりません。トリアージなど医療倫理上の原則に基づく必要性から生じる差別のみが許されます。

医療支援の対象者の中には時として敵対国の兵士や民間人も含まれることがあります。武力攻撃(武力紛争)時には、彼らに対する差別的な扱いが行われがちですが、医療関係者は人道上及び医療倫理上の規範を守り、差別のない対処をしなければなりません。

【関連規定】
- この編の規定は、傷者、病者及び難船者の状態を改善することを目的としたものであり、人種、皮膚の色、性、言語、宗教若しくは信条、政治的意見その他の意見、国民的又は社会的出身、貧富、出生又は他の地位その他これらに類する基準による不利な差別をすることなく、第1条に規定する事態によって影響を受けるすべての者について適用する。

【PⅠ-9(1)】

3) 収容、看護の義務

医療関係者は、軍人、文民を問わず傷病者を治療、看護する法的、道義的な義務があります。彼らの収容、看護を正当な理由なく怠り、作為または不作為により放置することは国際人道法の原則と医療倫理に反することになります。

さらに傷病者を公衆の好奇心にさらしたり、侮辱的で体面を汚すような品格を欠いた取り扱いをすることも禁止されています。

【関連規定】
- すべての傷者、病者及び難船者は、いずれの締約国に属する者であるかを問わず、尊重し、かつ保護されなければならない。

【PⅠ-10(1)】
- (略)それらの者は、治療及び看護をしないで故意に遺棄してはならず、また、伝染又は感染の危険にさらしてはならない。

【GⅠ-12(2)】

4) 赤十字標章を適正に使用する義務

標章の使用を許可された医療関係者は、赤十字標章を正しく使用する義務があります。この義務に違反し、赤十字標章や身分証明書を不正に使用することは国際人道法や国民保護法の違反となります。

特に赤十字標章に寄せられる人々の信頼を悪用して敵を殺傷

したりする標章の背信的な使用は、国際人道法の重大な違反行為となります。

> 【関連規定】
> ●(略)白地に赤十字の標章及び「赤十字」又は「ジュネーブ十字」という語は、平時であると戦時であるとを問わず、(略)条約によって保護される医療班、医療施設、要員及び材料を表示し、又は保護するためでなければ、使用してはならない。
>
> 【GⅠ-44(1)】

5) 収容者の安全確保義務

医療施設の管理者は、武力攻撃に際し、敵の攻撃から病院の患者など収容されている弱者を保護し、安全に避難(屋内避難を含む)させるための措置をとる義務があります。

これは平時においても医療施設等の管理者に一般的に求められる義務といえます。

> 【関連規定】
> ●病院、老人福祉施設、保育所その他自ら避難することが困難な者が入院し、その他滞在している施設の管理者は、これらの者が避難を行うときは、当該避難が円滑に行われるために必要な措置を講ずるよう努めなければならない。
>
> 【保護法65条】

3　武力紛争時における医の倫理

武力攻撃(武力紛争)時にも、その他あらゆる場合と同様に医の倫理が適用されるのは当然です。それらは、世界医師会(WMA)の「医の倫理の国際綱領(ジュネーブ宣言)」に明確に述べられています。またナチス政権下のドイツで行われたユダヤ人

への人体実験など、医師が関与した非人道的な行為への教訓から第二次世界大戦後のニュルンベルグ国際軍事裁判で作成された1947年の「ニュルンベルグ倫理綱領」(巻末資料参照)も戦時下における医の倫理の歴史的文書といえるでしょう。

平時であれ武力紛争時であれ、医師としての第一の義務は患者の利益となる医療を提供することであり、特に武力紛争中には、治療面だけでなく研究や実験などその他すべての行為に基準となる倫理規範が適用されます。2004年10月に東京で開催されたWMA総会は、次のような「武力紛争時における医の倫理に関するWMA決議」を採択しています。

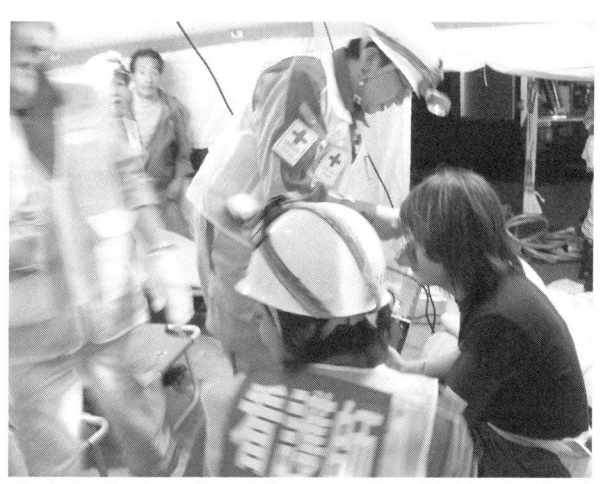

医の倫理が求められる救護の現場 ©日本赤十字社秋田県支部

【武力紛争時における医の倫理】

(2004年10月、WMA東京総会にて修正)

1．武力紛争時における医の倫理は平時における医の倫理に等しく、WMA医の倫理の国際綱領に定められているとおりである。医師の第一の義務は患者に対するものである。つまり、医師としての職務の遂行において、医師の究極の指針は自らの良心である。

2．医師の第一の任務は、健康を維持し、生命を救うことである。それゆえ、医師の以下のような行動は非倫理的であるとみなされる。

   a．患者の利益にとって正当と認められないような助言、あるいは予防、診断または治療的処置を行うこと

   b．治療上の正当な理由なく人間の身体または精神を弱めること

   c．健康な身体を危険にさらしたり生命を滅ぼすために科学的知識を利用すること

3．武力紛争時には治療に関してだけでなく、研究等その他すべての介入に対しても標準的な倫理規範が適用される。人体実験を含む研究を、自由を奪われたすべての人、特に民間人や軍の捕虜、および被占領国民に対して行うことは固く禁じられている。

4．慈悲と敬意をもって人々を治療するという医学的義務はすべての患者に適用される。医師は、年齢、疾病または障害、信条、種族的出身、性別、国籍、政治的所属、人種、性的志向、社会的地位、その他同種のいかなる基

準をも考慮することなく、公平に、必要とされるケアを常に与えなければならない。

5．政府、軍隊、およびその他権力の立場にあるものは、ジュネーブ条約および同条約の追加議定書に従い、医療従事者が武力紛争という状況のなかで、ケアを必要とするすべての人に医療を提供できることを保障すべきである。この義務には、医療従事者を保護するという条件が含まれる。

6．平時と同様に、医療上の守秘義務は医師によって守られなければならない。しかしながら平時と同様、ある患者が他の人々に重大なリスクを与える状況もありうるため、医師はその患者に対する責務と、リスクを与えられる他の人々に対する責務とを比較考量する必要があるであろう。

7．武力紛争時に医師およびその他の医療従事者に与えられている特権や便宜は、医療上の目的以外で使用されてはならない。

8．医療従事者には病人や負傷者の世話をする明確な義務がある。そのようなケアの提供は妨げられるべきでなく、またいかなる種類の違反ともみなされるべきではない。医師は自らのいかなる倫理的義務に従うことについても決して起訴や処罰を受けてはならない。

9．医師は、携帯用飲料水、十分な食料、および避難所を含む健康にとっての必須条件であるインフラを提供するよう、政府およびその他当局に強く求める義務を負う。

10．紛争が差し迫って回避できそうにない場合には、医師

は、当局が紛争終結後直ちに公衆衛生のインフラの修復を計画していることをできる限り確認すべきである。
11. 緊急時には、医療従事者は迅速な治療の提供に全力を尽くすことが求められる。民間人であれ戦闘員であれ、病人および負傷者は必要なケアを迅速に受けなければならない。臨床上の必要性に基づく場合を除き、患者を区別するものは何もない。
12. 医師は、患者と接し、医療機器および設備を利用でき、医療活動を自由に行うために保護されなければならない。スムーズな移動と専門家としての完全な独立性を含め、必要な支援が与えられなければならない。
13. 職務遂行にあたり、医療従事者は通常、赤十字や赤新月のような国際的に承認された標章で識別されるものとする。
14. 戦争地域にある病院や医療施設は、戦闘員やメディア関係者により尊重されなければならない。民間人であれ戦闘員であれ、病人および負傷者に与えられた治療は、後ろ向きの報道や宣伝材料として利用できない。病人、負傷者および死亡者のプライバシーは常に尊重されなければならない。

(日本医師会訳)

4 重大な違反行為

国際人道法は、通常の国際人道法の違反行為に加え、特に重大な非人道的行為を「重大な違反行為」として列記し、これらの

違反者には特に重い責任を課しています。そしてジュネーブ諸条約の締約国に対し、そうした行為を止めさせるだけでなく違反者を処罰するための国内法の整備を要請しています。2004年（平成16年）に成立したわが国の「国際人道法の重大な違反行為の処罰に関する法律」も、こうした背景によります。

　重大な違反行為は戦争犯罪に該当し、このうち、第二次世界大戦時に医療関係者が関わったとされる行為には次のものがあります。これらの行為は、たとえ本人の同意があっても禁止されます（PⅠ-11）。
　①身体の切断
　②生物学的、医学的または科学的実験
　③移植のための組織または器官の切除

　ただし、医療上の目的から正当な理由（四肢の切断が救命に必要な場合など）がある場合は例外です。また③については、輸血のための血液の供給や移植のための皮膚の提供に限り、例外的に認められています。その場合でも臓器のドナーと被提供者の自由意志に基づき、一般に受容可能な医療基準のもとでこれらが行われなければなりません。

　これらの非人道的行為は、自ら行った本人のみならず、それを命令した者や知っていながら作為または不作為により放置した者も罪に問われます。

　要するに、ジュネーブ諸条約は、当事者の健康状態からみて必要とされないどのような医学的行為も禁止しており、「一般的に受け入れられない医療基準、すなわち類似の医学的状況のもとで締約国の国民には適用されない医療措置を実施すること

は、してはならない」(PⅠ-11)のです。

　また故意の怠慢や重大な不作為により、手当ての必要な患者を手当てせずに放置したり、伝染病などの感染の危険を知りながら放置することも重大な違反行為になります。他方、患者側は、いかなる外科手術や処置も拒絶する権利があります(同5項)。この場合、医療関係者は、後で自らが非難されたり告発される危険を回避するために、患者に対して患者本人の意思で拒否する旨を記した署名入りの陳述書を取得しておくことにも配慮すべきかもしれません。

【関連規定】
● 敵対する紛争当事者の権力内にある者又は第1条に規定する事態の結果収容され、抑留され若しくは他の方法によって自由を奪われた者の心身が健康かつ健全であることを、不当な作為又は不作為によって脅かしてはならない。このため、この条に規定する者に対し、その者の健康状態が必要としない医療上の措置又はその措置をとる締約国の国民であり何ら自由を奪われていない者について類似の医学的状況の下で適用される一般に受け入れられている医療上の基準に適合しない医療上の措置をとることは、禁止する。

2　特に、1に規定する者に対し次の行為を行うこと(1に定める条件によって正当とされる場合をのぞく。)は、本人の同意があっても、禁止する。

　　(a) 身体の切断
　　(b) 医学的又は科学的実験
　　(c) 移植のための組織又は器官の除去

4　いかなる者についても、その者の属する締約国以外の締約国の権力内にある場合において心身が健康かつ健全であることを著しく脅かす故意の作為又は不作為であって、1及び2の禁止の規定に違反するもの又は3に定める条件に合致しないものは、この議定書の重大な違反行為とする。

【PⅠ-11(1)(2)(4)】

第6章　医療関係者の業務

ここでは、医療活動の対象者と医療業務の具体的な内容のほか、自衛隊法に基づく活動や医療関係者の実務について言及します。

1　医療活動の対象者

武力攻撃(武力紛争)時における医療活動の対象者、つまり傷病者(患者)の範囲は、ジュネーブ諸条約に「すべての傷者、病者及び難船者は、いずれの締約国に属する者であるかを問わず、尊重され、かつ、保護される」とある通り、すべての人に及ぶのは当然です。つまり保護の対象者は自国民であるか外国人であるか、軍人であるか民間人であるか、また経済的能力があるかないかなど一切の要件を問いません。国民保護法は、基本的には国民(一般市民)を保護するのが目的ですが、人道上の理由から、場合によっては軍隊の傷病者も差別せずに収容、看護するのは医の倫理を持ち出すまでもなく当然のことです。

傷病者はできる限り速やかに、彼らの状態が必要とする看護や治療を受けることができなければなりません。

また国民保護法の主たる目的は日本国民の生命、身体を守ることにありますが、わが国に居住または滞在する外国人の生命、身体を守るためにも運用されるものです。特に武力攻撃時には、敵対国に属する外国人に対する差別的扱いが起こりやすい状況もあり、中立、公平、無差別に医療を提供することなど医療関係者には高い倫理性が求められます。

　これらの傷病者は、武力攻撃が原因で負傷または病気になった被災者に限らず、武力攻撃の以前から病院などに収容、看護されている者など、すべての傷病者を含みます。

　なお、災害救助法に基づく医療救護の原則と同じように、武力攻撃災害の混乱時にあえて治療をする必要がなく、平常時に復してからでも間にあうような疾病（例えば、回虫駆除、経済的理由などによる妊娠中絶手術、美容整形手術あるいは単なる肩こり、腰痛などの慰安的治療）および傷害、疾病の治療に関係ない就職、就学などのための健康診断、または予防注射などの予防的、防疫上の措置は活動の対象から除外するのが合理的といえます。

【保護される患者の権利と義務】

　武力攻撃の犠牲者である傷病者は、国際人道法により敵の攻撃から保護され、必要な治療・看護を受ける権利を持ちます。特に傷病者や妊産婦などの弱者は特別の保護と尊重の対象となります。武力紛争時に国際法では必ずしも禁止されていない復仇行為（一方の側の違法行為を停止させるために他方の側も違法行為に及ぶこと）も、条約で保護されるこれらの被保護者に対して行使することは絶対に禁止されています。

　しかし、これらの保護は、傷病者が敵対行為に参加しないこ

とが条件であり、この義務を怠った場合には、国際人道法による被保護者としての保護の資格を失うことになります。

【関連規定】
● 「傷者」及び「病者」とは、軍人であるか文民であるかを問わず、外傷、疾病その他の身体的又は精神的な疾患又は障害のために治療又は看護を必要とし、かつ、いかなる敵対行為も差し控える者をいう。これらの者には、産婦、新生児及び直ちに治療又は看護を必要とする者(例えば、虚弱者、妊婦)であって、いかなる敵対行為も差し控えるものを含む。

【PⅠ-8(a)】

● すべての傷者、病者及び難船者は、いずれの締約国に属する者であるかを問わず、尊重され、かつ、保護される。
2 傷者、病者及び難船者は、すべての場合において、人道的に取り扱われるものとし、また、実行可能な限り、かつ、できる限り速やかに、これらの者の状態が必要とする医療上の看護及び手当を受ける。医療上の理由以外のいかなる理由によっても、これらの者の間に差別を設けてはならない。

【PⅠ-10】

● 傷者、病者、虚弱者及び妊産婦は、特別の保護及び尊重を受けるものとする。

【GⅣ-16】

● 被保護者は、すべての場合において、その身体、名誉、家族として有する権利、信仰及び宗教上の行事並びに風俗及び習慣を尊重される権利を有する。それらの者は、常に人道的に待遇しなければならず、特に、すべての暴行又は脅迫並びに侮辱及び公衆の好奇心から保護しなければならない。

【GⅣ-27】

Q&A：医療関係者保護の理念とは

医療関係者が国際人道法や国民保護法により手厚い保護を受けるのは、彼らが医師や看護師であるという理由からではありません。彼らは、武力攻撃(武力紛争)時に傷病者の治療・看護にあたる限りにおいて保護されるのであり、保護の究極の目的は、彼らの行為を必要としている傷病者の利益にあります。これが国際人道法の医療関係者保護の基本理念です。

同様の理念は、「武力紛争時における医の倫理」第7条にも示されている通りです。

したがって傷病者の医療活動に従事しない医療関係者は、単に医師や看護師だからという理由だけで法的保護を受けることはありません。もっとも、既述したように、彼らも他の一般市民同様に文民としての一般的保護を受けることは当然です。

2 医療活動の業務内容

ジュネーブ諸条約では、医療関係者は、医療上の目的である傷病者および難船者の捜索、収容、輸送、診断若しくは応急治療を含む治療、または疾病の予防などの活動に従事するものと定義されています。

では、国民保護法の規定により医療関係者が従事する業務内容はどのようなものでしょうか。

国民保護法第75条の「救援の実施」の項では、「都道府県知事は、(略)当該都道府県の区域内にある避難住民等(避難住民及び武力攻撃災害による被災者をいう)で救援を必要としているものに対し、避難施設その他の場所において、次に掲げる救援のうち必要と認めるものを行わなければならない」とあります。

この規定による救援の内容は、以下の通りです。

①収容施設(応急仮設住宅を含む。)の供与
②炊き出しその他による食品の給与及び飲料水の供給
③被服、寝具その他生活必需品の給与または貸与
④医療の提供及び助産
⑤被災者の捜索及び救出
⑥埋葬及び火葬
⑦電話その他の通信設備の提供
⑧その他政令で定めるもの

このうち、特に医療関係者に関係する業務が④の「医療の提供及び助産」です。また⑧の「その他政令で定めるもの」として国民保護法施行令第9条では「死体の捜索及び処理」を含み、このうち死体の処理(検案、洗浄、縫合など)には医療関係者が従事することになります。これは災害救助法や災害対策基本法における医療関係者の業務に準じています。

【関連規定】
●都道府県知事は、前条の規定による指示(略)を受けたときは、その国民の保護に関する計画で定めるところにより、当該都道府県の区域内に在る避難住民等(避難住民及び武力攻撃災害による被災者をいう。以下同じ。)で救援を必要としているものに対し、避難施設その他の場所において、次に掲げる救援のうち必要と認めるものを行わなければならない。ただし、その事態に照らし緊急を要し、救援の指示を待ついとまがないと認められるときは、当該救援の指示を待たないで、これを行うことができる。
(一〜三略)
四　医療の提供及び助産
(五〜八略)

【保護法75】

1) 医療の提供と助産

　医療の提供とは、避難住民と被災者(傷病者を含む)への治療、看護などの行為のほか助産も含まれます。これらは、「避難施設その他の場所において」とあるように病院等で行われる他、被災地近くの臨時の救護所や避難所その他の場所で行われることになります。

　事故や自然災害時の活動と武力攻撃災害時の活動の違いは、前者が通常、災害終了後に行われるのに対し、後者は武力攻撃が現に行われている中で行われる点ですが、災害の原因は異なるものの医療救護の具体的な内容は、両者に大きな相違はないものと思われます。

【NBC災害への対処】

　武力攻撃(武力紛争)時には、通常の災害とは異なり、NBC兵器の攻撃による災害も想定されています。NBC災害とは、核兵器による攻撃、原子炉への攻撃による放射性物質の放出、ダーティーボム(放射線汚染を目的に、ダイナマイトなどの通常の爆弾に放射性物質を詰めた爆弾)などのほか、サリン、タブン、VX、マスタードなどの毒性を持つ化学物質および生物剤または毒素による災害をいいます。

　国民保護法第32条の規定により定められた「国民の保護に関する基本指針」(2005[平成17]年3月)では、「NBC(核、生物、化学)攻撃による災害への対処」を規定するほか、保護法第107条にも、「放射線物質等による汚染の拡大の防止」について規定しています。

　NBC災害が発生した場合、内閣総理大臣は、被災者の救助、医療体制の確保を行い、それが国民の生命、身体、財産の保護

に緊急の必要があると認められる時は、都道府県知事に対し汚染の拡大を防止するため、必要な協力を要請することができます(保護法第107条2項)。したがって都道府県知事は、住民の生命、身体、財産を保護するために被災者の救難、救助を行う義務があります。

　医療関係者は、国、自治体による被災者の医療救護の一環として一定の領域で医療行為を行うことが要請されると思われます。

　しかし、一般の医療関係者は、NBC災害に直接対応できる

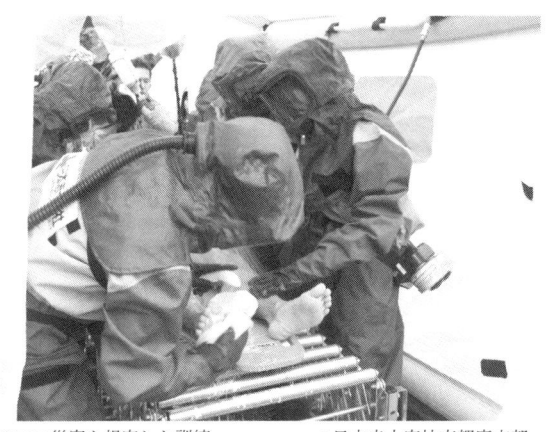

有事のNBC災害を想定した訓練　　　　　©日本赤十字社京都府支部

【関連規定】
●NBC攻撃による災害が発生した場合、内閣総理大臣は、対処基本方針に基づき、関係大臣に指揮して、NBC攻撃に関する迅速な情報収集、被災者の救助、医療体制の確保、迅速な原因物質の特定、汚染地域の範囲の特定及び除染の実施等汚染の拡大の防止のために必要な措置を講ずるとともに、国民の生命、身体又は財産を保護するため緊急の必要があると認めるときは、関係都道府県知事に協力の要請を行うものとする。

【国民保護基本指針4章3節4】

技能や装備を持たないのが通例です。したがって原子力発電所などの事故現場で、直接被災者を救出する一次的な救助活動にあたるのは、通常、自衛隊や消防、その他の特殊な技能と訓練を積んだ要員に限られるでしょう。

医療関係者は、通常、被災現場から搬送された被災者を現場から離れた応急救護所や病院等において収容、看護する役割を担うことになると思われます。その場合、医療関係者の二次的被害を防ぐために予め医療施設に放射性物質を取り除くための除洗装置や防護服などの装備を備えておくほか、被災者の治療のために必要な安定ヨウ素剤などの医薬品を備蓄する必要があります。国は各都道府県の主要な医療機関にこれらを平素から配備、備蓄することを国民保護法で定めています。

2) 死体の処理

死体の処理とは、一般的に災害の際に死亡した者について、その遺族等が混乱期のため死体識別等のための洗浄、縫合、消毒の処置、死体の一時保存あるいは検案を行うことができない場合に、これらの処理を実施するものであり、通常、死体の発見から埋葬に移る過程において行われる処理のことです。

国民保護法施行令では、死体の捜索と処理は都道府県の業務となっていますが、知事の指示により市町村長が行う場合もあります。

死体の処理業務は医療関係者の存在なくしては行えないので、平時には災害救助法に基づき都道府県と医師会および日本赤十字社との間で結ばれた委託契約などにより行われる場合が多いようです。

1985年の日航機墜落事故やその他の自然災害では、医療関係者が損壊の激しい遺体の整復や検案を行いました。医療関係者は、武力攻撃(武力紛争)時においてもこのような役割を果たすことになると思われます。

なお、⑤の「被災者の捜索及び救出」(いわゆる「Search & Rescue」)(65頁参照)とは、武力攻撃災害により消息不明の者を捜索し救出することで、通常は消防、警察、また場合によっては自衛隊により行われます。

【関連規定】
●紛争当事者は、事情が許す限り速やかに、遅くとも現実の敵対行為の終了の時から、敵対する紛争当事者により行方不明であると報告された者を捜索する。当該敵対する紛争当事者は、その捜索を容易にするため、これらの者に関するすべての関連情報を伝達する。
【PⅠ-33(1)】

●法第75条第1項第8号の政令で定める救援は、次のとおりとする。
 1 武力攻撃災害を受けた住宅の応急修理
 2 学用品の給与
 3 死体の捜索及び処理
 4 武力攻撃災害によって住居又はその周辺に運ばれた土石、竹木等で、日常生活に著しい支障を及ぼしているものの除去
【保護法施行令9】

3 自衛隊法等に基づく医療活動

これまでは国民保護法の規定による活動について解説しましたが、武力攻撃(武力紛争)時には、自衛隊法に基づき、自衛隊の傷病兵の治療、看護にあたる可能性もあります。

また一部の医療関係者は、敵の捕虜に対する医療提供を求められる可能性もあります。これらの活動の根拠となる法律は「自

衛隊法」と「捕虜取扱法」(「武力攻撃事態における捕虜等の取扱いに関する法律」2004年6月18日)です。

1) 自衛隊法に基づく医療従事命令

　自衛隊法には、都道府県知事は、防衛大臣等の要請により、必要な場合には傷病兵等の救護のために医療関係者に対して医療に従事することを命じることができる規定があります(第103条2項)。

　医療従事者に対する業務従事命令は災害救助法にも規定されていますが、今まで発動された例はないようです。実際には当局と医療関係者の間で雇用契約を結んだり、協力を要請するといった形をとるようです。武力攻撃時にもこのような対応がとられる可能性があります。

　いずれにしろ、状況によっては当局から場所の指定を受けて医療行為にあたるよう要請される場合があることを医療関係者は念頭に置くべきでしょう。しかし、そのような場合でも、当局は文民の安全確保の立場から、いわゆる戦闘地域(自衛隊法第103条1項の規定にかかる地域)での活動を要請されることはありません。

【関連規定】
- (略)当該自衛隊の行動に係る地域以外の地域においても、都道府県知事は、防衛大臣又は政令で定める者の要請に基き、自衛隊の任務遂行上特に必要があると認めるときは、内閣総理大臣が告示して定めた地域内に限り、前項の規定の例により、施設の管理、土地等の使用若しくは物資の収用を行い、又は取扱物資の保管命令を発し、また、当該地域内にある医療、土木建築工事又は輸送を業とする者に対して、当該地域内においてこれらの者が現に従事している医療、土木建築工事又は輸送の業務と同種の業務で防衛大臣又は政令で定

める者が指定したものに従事することを命ずることができる。

【自隊法103(2)】

●軍当局は、住民に対し、軍当局の指示の下に自発的に傷者及び病者を収容し、かつ、看護するように、その慈善心に訴えることができる。軍当局は、この要請に応じた者に対して必要な保護及び便宜を与えるものとする。

【GⅠ-18(1)】

2) 「捕虜取扱法」による医療活動

わが国に拘束された敵国の捕虜への医療の提供や健康診断は、その特殊な性格から一義的には自衛隊の医官により行われるのが基本のようです。しかし、医官が不足するなどの理由により、文民の医療関係者がこうした活動を要請される可能性は否定できません。

その場合、これらの医療業務はその性格から、指定公共機関である国立病院機構や日本赤十字社など当局の要請を受けた医療関係者が従事することが予想されます。

「捕虜取扱法」に基づく医療関係者の業務内容は以下の通りです。

①捕虜の健康診断

ジュネーブ第三条約(捕虜の待遇に関する条約)および「捕虜取扱法」の規定(第29〜32条)に基づき、捕虜収容所長は毎月1回以上、捕虜に健康診断を受けさせなければならず、また捕虜の疾病には速やかに診療その他の措置をとることが義務づけられています。

このような医療は基本的に自衛隊の医官の仕事ですが、捕虜は自国または中立な立場の医師に診療してもらうことを要請する権利がありますから、一部の文民医師がこの役割を担う可能

性があります。その場合、中立性や守秘義務等が重要になるので日本赤十字社の医師等が協力することなどが考えられます。

【関連規定】
- 捕虜は、常に人道的に待遇しなければならない。抑留国の不法の作為又は不作為で、抑留している捕虜を死に至らしめ、又はその健康に重大な危険を及ぼすものは、禁止し、且つ、この条約の重大な違反と認める。特に、捕虜に対しては、身体の切断又はあらゆる種類の医学的若しくは科学的実験で、その者の医療上正当と認められず、且つ、その者の利益のために行われるものでないものを行ってはならない。

【GⅢ-13】

- 抑留国は、収容所の清潔及び衛生の確保並びに伝染病の防止のために必要なすべての衛生上の措置を執らなければならない。

【GⅢ-29(1)】

- 捕虜の身体検査は、少なくとも月に1回行わなければならない。その検査は、各捕虜の体重の測定及び記録を含むものでなければならない。

【GⅢ-31】

- 捕虜収容所においては、被収容者の心身の状況を把握することに努め、被収容者の健康及び捕虜収容所内の衛生を保持するため適切な保健衛生上又は医療上の措置を講ずるものとする。

【捕虜取扱法29】

- 捕虜収容所長は、被収容者が負傷し、若しくは疾病にかかった場合又はこれらの疑いがある場合には、速やかに、内閣府令で定めるところにより、診療その他必要な措置を講ずるものとする。

【捕虜取扱法31】

②捕虜を診察する「混成医療委員」

ジュネーブ第三条約では、捕虜の傷病の診察にあたるために中立な外国人医師を含む混成医療委員会(Mixed medical commission)を任命することを義務づけています。特に本国送還

の対象となる重症病の捕虜を診断するために、この委員会が役割を果たします。

　これは、捕虜の健康診断の他、抑留生活に耐えられない重症病の捕虜は本国に送還しなければならないという同条約の規定に基づき、送還の必要な捕虜を特定するために行うものです。委員会は恒常的に活動し、6カ月を超えない間隔で各収容所を訪問しなければなりません。したがって、中立公平な判断をするために、抑留国以外の外国人の医師を含むことになっています。

　混成医療委員会は、3名の委員により構成され、その決定は多数決により行われます。委員の1名は訪問すべき捕虜を抑留している国が指名し、他の2名は、捕虜の利益保護国の承認（利益保護国を指名している場合）を得て赤十字国際委員会（ICRC）が指名します。この2名は関係紛争当事国の承認を得ることが必要で中立国に所属する者でなければなりません。しかし、適当な中立国の医師が見当たらない場合には、抑留国が残りの2名を任命することができます。この場合は、単なる「医療委員会」と呼びます。

　そこで「捕虜取扱法」では、中立国の外国人医師を指名できない場合には、防衛大臣が指定する中立な文民の医師2名を当てることができます。実際には捕虜取扱法に基づき、このような

【用語解説】
利益保護国：武力紛争時において外交関係のない国の間で、一方の国の依頼によりその国の利益を守るために他方の国において、依頼国を代表して依頼国とその国民の利益を保護するために活動する国をいう。ICRCがこの役割を果たす場合がある。

役割を担う医師を日本赤十字社から2名推薦してもらうことになるようです。なお、2名の委員の中、1名はできれば外科医、他の1名は内科医とされています。また、指名された委員が何らかの事情で役割を果たせない場合のために、補欠委員をそろえておくことも必要でしょう。いずれにしても一般の医師等がこの役割を担う可能性は少ないと思われます。

【関連規定】
- 敵対行為が生じたときは、傷者及び病者たる捕虜を診察し、並びにその捕虜に関して適当なすべての決定をさせるため、混成医療委員会を任命しなければならない。混成医療委員会の任命、任務及び活動については、この条約に付属する規則で定めるところによる。

【GⅢ-112(1)】

- 防衛大臣は、武力攻撃事態に際して、被収容者に対する医療業務の実施に関して必要な勧告その他の措置をとるとともに第137条第1項第1号に規定する送還対象重傷病者に該当するかどうかの認定に係る診断を行う者(以下「混成医療委員」という。)として、医師である自衛隊員1名及び外国において医師に相当する者であって指定赤十字国際機関が推薦するもの(以下「外国混成医療委員」という。)2名を指定するものとする。

【捕虜取扱法168(1)】

- 防衛大臣は、やむを得ない事由により外国混成医療委員を指定することができないときは、これに代えて、混成医療委員として日本赤十字社が推薦する医師を指定するものとする。

【同(2)】

4 医療関係者の実務

ジュネーブ諸条約等によれば、医療組織は、武力攻撃(武力紛争)時に次のような実務を行う必要があります。

1) 医療組織の管理者の業務

ア〉職員名簿の作成

　医療組織の管理者は、常勤職員、臨時職員双方の任務を記載した全職員の最新の名簿を備える必要があります。これは、赤十字標章の使用を適正に管理するためにも必要であり、自国の当局または占領国当局から要求があった場合には、権限ある当局にそれらを提供しなければなりません。

　またジュネーブ諸条約、国民保護法に基づく身分証明書を発行し、管理するためにも当然名簿が必要になります。

【関連規定】
●各病院の事務所は、常に、それらの職員の最新の名簿を自国又は占領軍の権限ある当局に自由に使用させるため備えて置かなければならない。

【G Ⅳ -20(4)】

イ〉医療関係者への赤十字標章と身分証明書の交付

　医療組織は、所属する要員に対して医療目的のための要員であることを示すために赤十字標章を表示させ、身分証明書(ID)を交付しなければなりません。身分証明書は、病院の職員証明書とは異なり、ジュネーブ諸条約と国民保護法に基づいて発給される国際的な基準を満たす身分証明書で、本人の顔写真、責任ある当局の押印(押し出し印)、従事する任務等が明記されたものでなければなりません。そのひな形は、84頁の様式の通りです。

　国民保護法では、国立病院機構や自治体病院(公立病院)には、その管理権者(厚生労働大臣、都道府県知事)がこれらを要員に交付することになっています。民間の医療組織の場合は、国や自

治体の許可を得た上で自らこれらを作成し、職員に交付するのが基本です。

平時から赤十字標章の使用に最も経験のある各国赤十字社の例では、一般的に要員の救護ユニフォームに大きく赤十字標章を表

【関連規定】

●軍の医療要員以外の医療要員及び軍の宗教要員以外の宗教要員は、占領地域及び戦闘が現に行われ又は行われるおそれのある地域において、特殊標章及び身分証明書によって識別されることができるようにすべきである。

【P1-18(3)】

●文民病院の運営及び管理に従事するその他の職員は、その任務を遂行する間、本条で定めるところにより、且つ、本条に定める条件の下に、尊重及び保護を受け、並びに腕章をつけることができる。身分証明書には、それらの職員が従事する任務を記載しなければならない。

【G4-20(2)(3)】

●厚生労働大臣は、前条第1号及び第3号に規定する者に対し、原則として当該対象者が自ら作成する赤十字標章等に係る使用許可申請書による申請に基づき、その内容を適正と認めるときは、当該対象者の赤十字標章の使用を許可し、当該赤十字標章等の使用を許可した者に関する台帳に登録する。

【赤十字標章等交付要綱第3条】

ウ〉 安否情報収集への協力

国民保護法には、「安否情報を保有する機関は、安否情報の収集に協力するよう努めなければならない」（第94条3項）とあります。したがって、死傷者や行方不明者に関する情報を保有する病院等は、安否情報の収集、整理の責務を有する市町村長及び都道府県知事の役割を理解し、患者の個人情報の保護に配慮しながら、当局の安否情報の収集に協力することが求められま

す。これには日本人に限らず病院等に収容される外国人も含まれます。特に武力紛争時には、国は外国人の安否情報を当該外国人の国籍国か居住する地域が属する国に対して送付する義務があります。

なお、日本人の安否情報は、市町村、都道府県が収集、整理し、外国人の安否情報に関する業務は日本赤十字社が国や自治体等

【関連規定】

●紛争当事国の領域又はその占領地域にあるすべての者に対しては、それらの者の家族が所在する場所のいかんを問わず、厳密に私的性質を有する消息をその家族との間で相互に伝えることができるようにしなければならない。それらの通信は、すみやかに、且つ、不当に遅延させることなく送付しなければならない。

【GⅣ-25】

●紛争当事者は、事情が許す限り速やかに、遅くとも現実の敵対行為の終了の時から、敵対する紛争当事者により行方不明であると報告された者を捜索する。当該敵対する紛争当事者は、その捜索を容易にするため、これらの者に関するすべての関連情報を伝達する。

【P1-33(1)】

●市長村長は、政令で定めるところにより、避難民及び武力攻撃災害により死亡し又は負傷した住民(当該市町村の住民以外の者で当該市町村に在るもの及び当該市町村で死亡したものを含む。)の安否に関する情報(以下「安否情報」という。)を収集し、及び整理するよう努めるとともに、都道府県知事に対し、適時に、当該安否情報を報告しなければならない。

【保護法94(1)】

●法第94条第1項の規定による安否情報の収集は、市町村が保有する資料の調査、法第62条第1項の規定により避難住民を誘導する者による調査又は都道府県警察、消防機関、医療機関その他の関係機関に対する照会その他これに準じる方法により行うものとする。

【保護法施行令25】

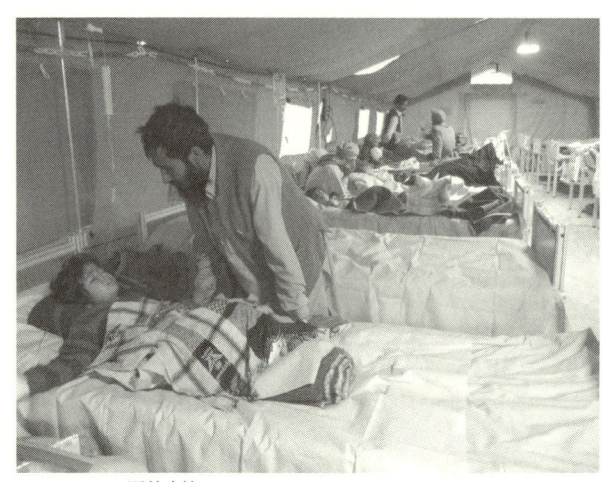

パキスタンの野外病棟 ©ICRC/J. Björgvinsson

第7章 赤十字標章の使用と管理

　医療関係者には、赤十字標章を適正に使用する義務があります。赤十字標章には、武力攻撃(武力紛争)時に敵の攻撃から医療関係者を保護する保護標章としての使用方法と、主に平時において赤十字社に所属する人やものを示す表示標章としての使用方法があります。　これらの詳細については、『赤十字標章ハンドブック』(東信堂刊)の解説をご参照ください。

1　赤十字標章の適正な使用

　武力攻撃(武力紛争)時に傷病者を収容、看護する医療関係者と医療組織及びその資器材、輸送手段を識別して保護するのが赤十字標章(赤十字マーク)です。

　ジュネーブ諸条約では、これらの標章を「特殊標章(the distinctive emblem)」と呼んでいます。

　赤十字標章の使用と管理は、ジュネーブ諸条約と国民保護法および「赤十字の標章及び名称等の使用の制限に関する法律」(平成16年6月18日改正)等により厳しく制限されており、罰則規

定も設けられています[*9]。

しかし、平和な日常生活の中で見かける赤十字マークには、これらの法律に違反した不正使用が多く見られます。中でも赤十字病院以外の病院や薬局、動物病院の看板などに使用される赤十字マークはほとんどが違法な使用といえます。

平時において赤十字標章を使用できるのは、原則として日本赤十字社と自衛隊の衛生部隊のみと理解しておくべきでしょう。赤十字マークは、単に医療をイメージして誰もが使用できる印ではないのです。

赤十字標章が不正に濫用されると、赤十字標章が武力攻撃（武力紛争）時に果たす不可侵の保護標章としての役割が果たせなくなるため厳正な使用管理が必要になります。特に武力紛争時に、赤十字標章を悪用して敵に危害を加える背信的な使用は、国際人道法の重大な違反行為にあたります。

赤十字標章の使用にあたり、医療関係者はその規則を正しく理解して使用することが必要です。

[*9] 違反者は6カ月以下の懲役又は30万円以下の罰金

Q&A：赤十字標章の由来とは

　赤十字標章は、スイスの国旗の赤地に白十字を逆転して作成したものです。これは、赤十字とジュネーブ条約の生みの親アンリ・デュナンの祖国スイスに敬意を表したもので、1864年のジュネーブ条約により軍隊の衛生部隊を識別して保護するマークとして採用されました。

　しかし、1878年にトルコが始めて赤新月〔赤の三日月〕標章を使用し、その後1929年にこの標章がジュネーブ条約で承認されたため、現在ではイスラム教国の多くが、赤十字の代わりに赤新月標章を使用しています。さらに2005年12月には、新たに「赤水晶(Red Crystal)標章」が採択され、イスラエルなど赤十字も赤新月も使用しない国は、この標章を使用できるようになりました。

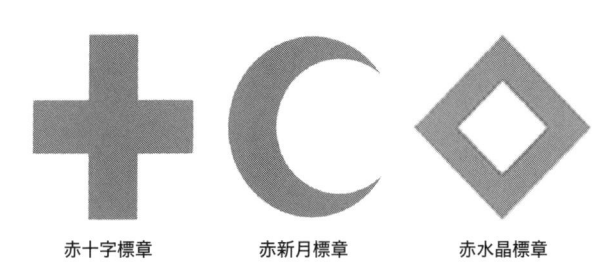

赤十字標章　　　赤新月標章　　　赤水晶標章

　なお、現在のジュネーブ諸条約には以前にイランが使用していた「赤のライオン及び太陽(Red Lion and Sun)標章」の使用も認める規定がありますが、1980年以降、イランは赤新月を使用するようになったので現在、この標章を使用する国はありません。

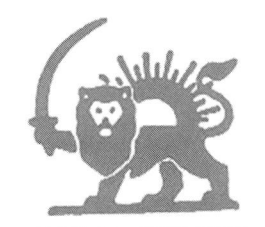

赤のライオン及び太陽標章

2 赤十字標章の使用規則

1) 医療組織を保護する標章

　赤十字標章は、武力攻撃(武力紛争)時において国の当局が認めた医療活動に従事する医療関係者と医療組織を識別し、保護するために表示する国際的な保護標章です。したがってジュネーブ諸条約および国民保護法により使用を許可された者以外の者が使用することは禁止されています。

【関連規定】
●「特殊標章」とは、医療組織、医療用輸送手段、医療要員、医療機器、医療用品、宗教要員、宗教上の器具及び宗教上の用品の保護のために使用される場合における白地に赤十字、赤新月又は赤のライオン及び太陽から成る識別性のある標章をいう。

【PⅠ-8(1)】

2) 濫用の禁止

　赤十字標章を使用できるのは、武力攻撃時に当局の許可を得た医療組織と医療関係者に限られ、その使用許可を与えるのは、厚生労働大臣または都道府県知事となります。さらに使用許可を得た医療関係者は、赤十字標章の濫用を防ぐために当局の継続的な監督に服する義務があります。

　濫用とは、「法律により使用が認められた者以外の者が使用すること」を意味します。

　なお、自衛隊の衛生部隊の使用は、平時も武力攻撃時も防衛庁訓令(「赤十字標章及び衛生要員等の身分証明書に関する訓令」1964[昭和39]年9月8日)により認められているので、特に当局の許可を必要としません。

　一方、平時において無料の救護所を表示するために赤十字標

章を使用する場合は、「赤十字の標章及び名称等の使用の制限に関する法律」に基づき、日本赤十字社の許可を得なければなりません。

【関連規定】
●赤十字、赤新月若しくは赤のライオン及び太陽の特殊標章又は諸条約若しくはこの議定書に規定する他の標章若しくは信号を不当に使用することは、禁止する。

【PⅠ-38(1)】

●白地赤十字の標章若しくは赤十字若しくはジュネーブ十字の名称又はこれらに類似する記章若しくは名称は、みだりにこれを用いてはならない。

【赤十字標章法1条】

3) 許可権者は厚生労働大臣または都道府県知事

　武力攻撃(武力紛争)時に赤十字標章の使用許可を与える許可権者は、厚生労働大臣(指定行政機関の長)または都道府県知事となります。

　医療組織である指定公共機関には厚生労働大臣が、指定地方公共機関には都道府県知事が、それぞれ許可を与えて交付することになります。また標章の交付については、公立の医療組織に対しては所管する当局が交付しますが、その他の医療組織は、原則として各組織が当局の許可を得てそれぞれの組織が赤十字標章を作成して使用することになります。

　標章の交付や運用については「赤十字標章等及び特殊標章等に係る事務の運用に関するガイドライン」(2005[平成17]年8月2日)で基本的事項が定められていますが、詳細については、「厚生労働省の赤十字標章、特殊信号及び身分証明書に関する交付要綱」(平成20年3月31日施行。要綱全文は『赤十字標章ハンドブック』

【関連規定】
- ●指定行政機関の長又は都道府県知事は、(中略)医療機関若しくは医療関係者に対し、これらの者又はこれらの者が行う医療のために使用される場所若しくは車両、船舶、航空機等を識別させるため、赤十字標章等、特殊信号又は身分証明書を交付し、又は使用させることができる。

【保護法157(2)】

4) 身分証明書の携帯

　医療関係者は、その身分を明らかにするためにジュネーブ諸条約と国民保護法で定められた当局が交付する所定の身分証明書を携帯しなければなりません。

　身分証明書の交付は、公立の医療組織の職員については国や自治体が行いますが、民間の医療組織の職員については、それぞれの組織がひな形に倣い独自に作成し交付することになります。

表面

✚	(この証明書を発給する国及び当局の名を記載するための余白)	✚
	身分証明書	

軍の医療宗教要員以外の常時の臨時の医療宗教要員用

氏名 ....

生年月日 (又は年齢) ....

識別のための番号がある場合にはその番号 ....

　この証明書の所持者は、次の資格において、千九百四十九年八月十二日のジュネーヴ諸条約及び千九百四十九年八月十二日のジュネーヴ諸条約の国際的な武力紛争の犠牲者の保護に関する追加議定書(議定書I)によって保護される。
....
....

発給年月日 .... 証明書番号 ....
　　　　　　　　　　　　　　　発給当局の署名
有効期間の満了日 ....

裏面

身長	眼の色	頭髪の色 ....
その他の特徴又は情報		

所持者の写真

印章	所持者の署名若しくは拇印又はその双方

身分証明書のひな型 (様式 横74ミリメートル、縦105ミリメートル)

5) 日本赤十字社のロゴマークとしての使用

　これは平時戦時を問わず、日本赤十字社のロゴマークとしてその施設、要員、車両、器材などに表示する赤十字標章で、法律により各国の赤十字社だけに認められた使用方法です。このような使用方法を「表示標章(the indicative emblem)」としての使用といいます。具体的には、日本赤十字社に所属する病院、支部、血液センターなどの建物や車両、職員ユニフォームなどに赤十字社のロゴマークとして使用されます。

　「表示標章」には、敵の攻撃から保護するという「保護標章」の意味はなく、保護標章が遠方から識別できるように大きく表示されるのに対して、保護標章との混同を避けるため比較的小さく赤十字社の社名を併記して使用されます。

【関連規定】
●更に、各国赤十字社(略)は、平時において、自国の国内法令に従い、赤十字国際会議が定める原則に適合する自己のその他の活動のために赤十字の名称及び標章を使用することができる。それらの活動が行われるときは、標章は、その使用によりこの条約の保護が与えられると認められる虞がないような条件で使用しなければならない。すなわち、この標章は、比較的小型のものでなければならず、また、腕章又は建物の屋根に付してはならない。

【GⅠ-44(2)】

Q＆A：医療関係者の腕章と帽章

ジュネーブ諸条約では、「文民病院職員は、識別のために腕章をつけることができる」(第四条約第20条)と規定され、また国民保護法関連規定でも、指定された医療関係者は腕章や帽章を着用することができるとあります。しかし、「できる」とありますから、これらは必ず着用しなければならないわけではありません。

現在では各国赤十字社の例に見られるように、救護関係者は赤十字標章が描かれた大型のゼッケンやベストを使用することが多いようですが、当局が必要により腕章や帽章を交付する場合の詳細は、「厚労省の赤十字標章等の交付要綱」第4条によることとなります。

しかし、軍の管理下に入り医療行為を行う文民の医療関係者は、軍当局から交付された腕章を着用しなければなりません。わが国では、防衛庁訓令の規定により自衛隊が交付する腕章と身分証明書を着用、携帯することになります。これらの様式は訓令(赤十字標章及び衛生要員等の身分証明書に関する訓令)に別に定められています。また、自衛隊の衛生要員は同訓令により、赤十字腕章の着用を常時義務づけられています。

【関連規定】
● 2 前記の職員は、占領地域及び作戦地帯においては、身分を証明し、本人の写真を添附し、且つ、責任のある当局の印を浮出しにして押した身分証明書及び任務の遂行中左腕につけなければならない押印した防水性の腕章によって識別することができるようにしなければならない。この腕章は、国が交付するものとし、且つ、この腕章には、戦地にある軍隊の傷者及び病者の状態の改善に関する1949年8月12日のジュネーヴ条約第38条に定める標章を付さなければならない。

【G IV -20】

3　赤十字標章の表示方法

　赤十字標章は、武力攻撃(武力紛争)時にもっぱら医療目的の業務を行う要員とその組織、資器材、車両等を識別するために「人」と「もの」のすべてに表示するのが原則です。

1)　人への表示

　医療関係者への表示は、遠方からでも医療要員であることが識別できるように目につくように表示する必要があり、一般的には、要員の胸と背に大きな赤十字を表示します。できれば夜間でも識別が可能な蛍光塗料等の使用にも配慮すべきです。表示方法の詳細な規定はありませんが、平時から赤十字標章を使用している赤十字社の例を参考にすることも有益と思われます。

2)　医療組織への表示

　赤十字標章を病院などの医療組織に表示する場合も、できるだけ遠方から標章が識別できるように視認性を確保することが重要になります。

　また、赤十字標章の大きさ、色、形状については、一応の目安はありますが、例えば、戦場などで十分な材料もなく応急に作成する場合もあるので厳密な規定はありません。これは、形状等の規格を厳密に決めると規格に合わないことを理由に保護の資格を奪う口実を与えることになるので、そうした事態を防ぐためでもあります。したがって以下の記述は、おおよその目安程度に理解してください。

【関連規定】
- ●特殊標章は、できる限り様々な方向から及び遠方から(特に空から)識別されることができるよう、可能な限り、平面若しくは旗に又は地形に応じた他の適当な方法によって表示する。
- 2 夜間又は可視度が減少したときは、特殊標章は、点灯し又は照明することができる。
- 3 特殊標章は、探知に関する技術的な方法によってこれを識別することができるようにする材料で作ることができる。赤色の部分は、特に赤外線機器による識別を容易にするため、黒色の下塗りの上に塗るべきである。
- 4 戦場で任務を遂行する医療要員及び宗教要員は、特殊標章を付した帽子及び衣服をできる限り着用する。

【PⅠ付属書1:識別に関する規則第5条】

〈大きさ〉

建物に表示する場合は、側面、屋根など建物のすべての面に表示することが必要です。また夜間でも識別できるように照明装置も必要になります。

大きさについては、敵の攻撃から保護するためには、できるだけ遠方から識別できるよう十分な大きさがあることが必要です。

実際の大きさは、表示する物の大きさによりますが、例えば、スイス空軍の実験では、一辺が5mの赤十字標章は、高度2,500m以上の上空からは全く識別できませんでした。またオランダ空軍の実験では、高度4,000mから視認するためには、赤十字の長辺が50mの巨大な赤十字標章が不可欠だとしています。このような巨大なものは現実的でないとしても、これらの実験を参考にすると、最低でも例えば一辺が5m以上は必要になると思われます。

〈赤十字の色〉

赤十字の色は、「赤」とあるだけで、特に厳密な基準はありま

せん。日本赤十字社のデザインマニュアルによれば、印刷色見本の朱赤や金赤でM100＋C100が一般的に使用されています。いずれにしても遠方からでも赤色であると認識される色でなければなりません。また、夜間、赤外線暗視装置でも識別できる（赤外線が透過しない）ように赤色部分に黒色の下塗りを施すことも勧奨されています。

〈十字部分の比率〉

　赤十字標章の十字部分の比率についても、厳密な規準はありませんが、標章を作成する時に目安となる寸法があればデザイン化しやすいといえます。そこでICRCは、目安となる十字の比率を示しています。それによれば、十字の腕の長さは、腕の幅の1／6だけ長くするというものです。つまり、〈腕の長さ：腕の幅＝7:6〉ということになります。

　赤十字の形は遠方になるほど次第に「赤い塊り」のように見られる傾向があることから、少しでも腕の長さを長くした方が、十字の形状が明瞭となり、遠方からの視認性は高まると考えられます。

　なお、わが国では、赤新月標章を使用することはありませんが、作成する場合には、図のような寸法を目安にするとよいでしょう。

【用語解説】
特殊標章：武力紛争時に医療組織や文民保護要員などを識別して保護するためにジュネーブ諸条約で決められている標章のことで、赤十字標章や赤新月標章のほか、オレンジ色地に青色の正三角形の文民保護標章などがその代表的なものです。

$a = b + \frac{1}{6}b$

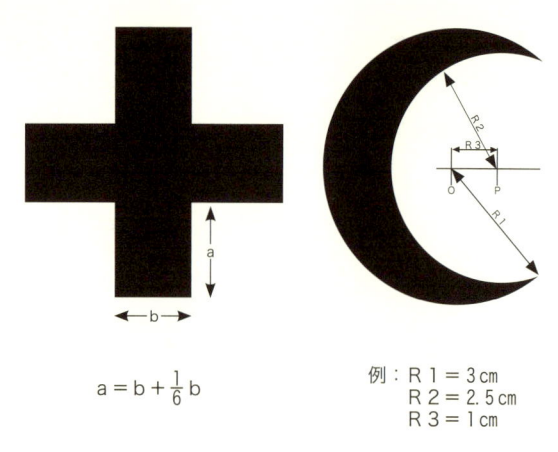

例：R1 = 3 cm
　　R2 = 2.5 cm
　　R3 = 1 cm

図解：赤十字標章、赤新月のデザイン寸法

3) 医療用輸送手段への表示

　医療用の車両や船舶および航空機など、もっぱら医療目的に使用される陸、海、空の輸送手段が医療用輸送手段であり、これらのすべてに赤十字標章を表示しなければなりません。

　救急車などの車両には、側面だけでなく上空からも識別できるように屋根にも表示しなければなりません。

　病院船には、メインマストの先端に赤十字標章が描かれた旗を掲げ、国旗を船尾に掲げるとともに、甲板と舷側には大きな赤十字標章を表示し、夜間用照明と青色せん光灯を付けなければなりません。同様に医療用航空機も下面、上面、側面に赤十字標章を表示しなければなりません。また青色せん光灯と無線による特殊信号も識別に使用されます。

　さらに、交戦国の間に特別に取り決められた高度、時間、飛行経路に従って飛行しなければならず、それに反対の合意がな

い限り、敵の領域または占領地域上空を飛行することは禁止されます。

　これらの医療用輸送手段は、厳密に医療目的のためにのみ使用されるよう当局は適正に運用管理することが求められます。

　また、これらの輸送手段の輸送ルートは、状況が許す限り、軍用車両等の使用ルートとは別のルートを使用することが勧奨されています。さらに軍用物資等の輸送が医療輸送と同一ルート等を使用している場合は、混乱を避けるために、当局が交通規制を行うことになっています。

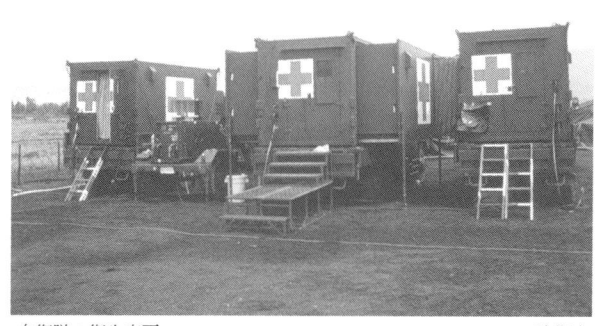

自衛隊の衛生車両　　　　　　　　　　　　　　　　©防衛省

4 その他の識別方法

1) 特殊信号

　ジュネーブ諸条約第一追加議定書附属書Ⅰでは、医療組織や医療用輸送手段は、赤十字標章のほか特殊信号を使用できるとあります。特殊信号とは、救急車両などに装備される赤色回転灯などの「せん光灯」のことであり、追加議定書では、医療用車両などは「青色せん光灯(the blue flashing light)」を使用できるとあります。青色以外の「せん光灯」を使用する国は、武力紛争時にその色を関係国に通知することになっています。

　わが国では、道路交通法施行令、道路運送車両法により緊急車両は赤色回転灯を使用していますので、後者の場合にあたります。なお、諸外国の救急車両のせん光(回転)灯色は、一般的に米州諸国(アメリカ、カナダ、メキシコ等)では赤色、欧州諸国(イギリス、フランス、ドイツ、イタリア、スイス等)は青色を使用する傾向があり、それぞれ法律(州法含む)で定められています。

【関連規定】
- ①医療組織又は医療用輸送手段は、この章に規定するすべての特殊信号を使用することができる。
  ②特殊信号については、専ら医療組織又は医療用輸送手段が使用することができるものとし、他のいかなる目的にも使用してはならない。ただし、発光信号の使用については、この限りではない。
  　　　　　　　　　　　　　　　　　　　　　　　【PⅠ付属書1-6条1】

- 青色せん光灯の使用を医療用車両並びに医療用船舶及び医療用舟艇の識別の目的に限定する紛争当事者間の特別の合意が存在しない場合には、他の車両、船舶及び舟艇は、青色閃光灯の使用を禁止されない。(以上、同規則第6条)
  　　　　　　　　　　　　　　　　　　　　　　　　　　　【同6条3】

●「医療用車両は、できる限り遠方から識別されることができる一又は二以上の青色閃光灯を表示すべきである。他の閃光灯を使用する締約国、特に紛争当事国は、これを通報すべきである。

【同7条3】

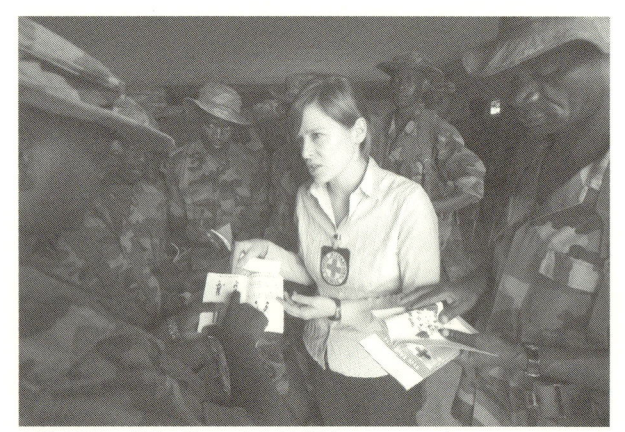

国際人道法の普及に務める赤十字要員(ナイジェリア)

©ICRC/B. Heger

第8章　国、自治体の責務

　武力攻撃(武力紛争)時に医療活動が円滑に実施されるよう国や自治体の当局は、医療関係者の活動を支援するとともに、国際人道法を的確に実施するための措置を講じる責務があります。

1　国民保護の措置をとる責務

　武力攻撃(武力紛争)時に国の領土と独立を守り、国民の生命、身体の安全を守るのは国や自治体の重要な責務です。そして通常、医療関係者は自主的または国や自治体の要請により住民への医療提供を行うことになります(保護法第75条)。

　災害対策基本法では平時の自然災害における救助の主体は市町村となっており、この点が国民保護法との相違点です。それは武力攻撃時には住民避難や救援が市町村を超えて広域で行われる可能性が高いためと思われます。

　しかし、救援を迅速に進めるために必要な場合には、都道府県は市町村長に対して救援に関する措置を講じるよう指示することができます(同第76条)。

救援の内容は、主に「住民の避難」と「被災者の救援」であり、医療関係者はこれらの活動との関連で「医療の提供」を行うことになります。

> 【関連規定】
> ●国は、国民の安全を確保するため、武力攻撃事態に備えて、あらかじめ、国民の保護のための措置の実施に関する基本的な方針を定めると共に、武力攻撃事態等においては、その組織及び機能のすべてを挙げて自ら国民の保護のための措置を的確かつ迅速に実施し、又は地方公共団体及び指定公共機関が実施する国民の保護のための措置を的確かつ迅速に支援し、並びに国民の保護のための措置に関し国費による適切な措置を講ずること等により、国全体として万全の態勢を整備する責務を有する。
> 2 地方公共団体は、国があらかじめ定める国民の保護のための措置の実施に関する基本的な方針に基づき、武力攻撃事態等においては、自ら国民の保護のための措置を的確かつ迅速に実施し、及び当該地方公共団体の区域において関係機関が実施する国民の保護のための措置を総合的に推進する責務を有する。
>
> 【保護法3(1)(2)】

2 協力者の安全確保

国および都道府県知事は、国民の保護のための措置に協力する者の安全を図る責務があり、医療関係者に対しても当然、その業務遂行にあたり、危険から保護するために必要な措置をとり、活動により負傷または死亡した者に対して補償を行う義務があります。

1) 医療関係者の安全確保と補償

都道府県知事は、国民保護法の規定に基づいて医療に従事することを要請または指示する医療関係者に対し、その活動にあたり安全を確保し、危険のないよう必要な措置をとらなければ

なりません。

また、このような理念から、医療関係者は現に戦闘が行われている地域など、危険な地域で活動することは要請されません。

> 【関連規定】
> ●都道府県知事は、前二項の規定により医療関係者に医療を行うよう要請し、又は医療を行うべきことを指示するときは、当該医療関係者の安全の確保に関し十分に配慮し、危険が及ばないよう必要な措置を講じなければならない。
>
> 【保護法85(3)】

費用弁償と損害補償

国民保護法では、「都道府県は、第85条第1項の規定により要請に応じ、または同条第2項の規定による指示に従って医療を行う医療関係者に対して、政令で定める基準に従い、その実費を弁償しなければならない。」(第159条2項)とあります。実費弁償の基準は都道府県の常勤職員の医療関係者の給料を考慮して支給することが施行令で定められています。

また医療関係者がそのような活動により死亡または負傷し、若しくは疾病にかかったり、障害を負った場合には、都道府県知事は、本人または遺族若しくは被扶養者に対して被った損害を補償しなければなりません。

> 【関連規定】
> ●都道府県は、第85条第1項の規定による要請に応じ、又は同条第2項の規定による指示に従って医療を行う医療関係者に対して、政令で定める基準に従い、その実費を弁償しなければならない。
>
> 【保護法159(2)】
>
> ●国及び地方公共団体は、第70条第1項(同条第3項において準用する場合を含む。)、第80条第1項、第115条第1項又は第123条第1項の規定による要請を受けて国民の保護のための措置の実施に必要な援助について協力をした者が、そのため死亡し、負傷し、若しくは疾病

にかかり、又は障害の状態となったときは、政令で定めるところにより、その者又はその者の遺族若しくは被扶養者がこれらの原因によって受ける損害を補償しなければならない。
2　都道府県は、第85条第1項の規定による要請に応じ、又は同条第2項の規定による指示に従って医療を行う医療関係者が、そのため死亡し、負傷し、若しくは疾病にかかり、又は障害の状態となったときは、政令で定めるところにより、その者又はその者の遺族若しくは被扶養者がこれらの原因によって受ける損害を補償しなければならない。

【保護法160】

3　予防措置をとる責務

　予防措置には、攻撃を行う側の責務と攻撃を受ける側の責務があります。ここでいう予防措置とは、特に敵国による軍事目標（軍事基地や部隊など）への攻撃の巻き添えにより一般市民に犠牲がでないような措置を取ることです。例えば平素から病院などの医療施設を軍事目標からできる限り離して設置することなどは、攻撃を受ける側の当局の義務です。これらの義務はジュネーブ第四条約（文民保護条約）第18条、ジュネーブ諸条約第一追加議定書第12条、57条、58条に規定されています。

　特に医療組織の安全確保のために紛争当事者は、互いの固定医療組織の位置を相互に通報するとともに、医療組織を軍事目標の攻撃の巻き添えにならないような位置に配置するよう努めなければなりません。

　一方、攻撃する側も、軍事目標の近くに医療施設などの民用施設がある場合には、できるだけそれらに損害が生じないよう攻撃にあたり予防的措置を取る義務があります。

　わが国をはじめ多くの国々では、軍事基地の近くに病院など

の民用施設が設置されているケースがありますが、本来ならばこれらの施設をできる限り軍事施設の遠方に配置するよう努めることが必要でしょう。しかし、既存の施設を移動させることは現実には容易でないこともあり、予防措置を講ずる規定は義務的なものというよりも勧告的な性格に留まっているのが現状です。したがって軍当局と文民当局は、平時からこうした問題を少しでも改善するための努力が必要になりますし、特に武力攻撃時には、これらの施設が攻撃の巻き添えにならないよう十分な配慮が必要となります。

【関連規定】
●いかなる場合にも、軍事目標を攻撃から保護することを企図して医療組織を利用してはならない。紛争当事者は、可能なときはいつでも、医療組織が軍事目標に対する攻撃によってその安全を危うくされることのないような位置に置かれることを確保する。

【PI-12(4)】

●紛争当事者は、実行可能な最大限度まで、次のことを行う。
　(a)　第四条約第49条の規定の適用を妨げることなく、自国の支配の下にある文民たる住民、個々の文民及び民用物を軍事目標の近傍から移動させるよう努めること。
　(b)　人口の集中している地域又はその付近に軍事目標を設けることを避けること。
　(c)　自国の支配の下にある文民たる住民、個々の文民及び民用物を軍事行動から生ずる危険から保護するため、その他の必要な予防措置をとること。

【PI-58】

4　赤十字社等に便宜を与える責務

ジュネーブ諸条約では、武力紛争時における赤十字社の任務の特性から、赤十字社には特別な便宜を与えていますが、これらの便宜は、その他の中立な人道的団体の活動にも供与されま

す。

したがって、紛争当事国の当局は、赤十字社やその他の人道的団体の活動が当局の要請や指示によらず、自発的に行われる場合であっても、それらの活動に必要な便宜を与えなければなりません。これは占領地域においても同様です。

【関連規定】
- 2　紛争当事者は、自国の赤十字、赤新月又は赤のライオン及び太陽の団体に対し、これらの団体が諸条約及びこの議定書の規定並びに赤十字国際会議によって作成された赤十字の基本原則に従って紛争の犠牲者のための人道的活動を行うため、必要な便宜を与える。
- 3　締約国及び紛争当事国は、赤十字、赤新月又は赤のライオン及び太陽の団体及び赤十字社連盟が諸条約及びこの議定書の規定並びに赤十字国際会議によって作成された赤十字の基本原則に従って紛争の犠牲者に与える援助を、できる限りの方法で容易にする。

【PⅠ-81(2)(3)】

- この条約の規定は、赤十字国際委員会その他の公平な人道的団体が傷者、病者、衛生要員及び宗教要員の保護及び救済のため関係紛争当事国の同意を得て行う人道的活動を妨げるものではない。

【GⅣ-9】

5　外国の医療関係者の受け入れ

中立国の医療関係者は、ジュネーブ諸条約の規定により、武力紛争当事国の承認のもとに紛争国で医療活動を行うことができます。

これを受けて国民保護法第91条は、厚生労働大臣は医療の確保が困難で外国政府等から医療の提供の申し出があった場合には、外国人の医療関係者の受け入れを許可することができると規定しています。

したがって、武力攻撃時に外国の赤十字社や国境なき医師団

のような国際的NGOがわが国に医療班を派遣し、これらの団体が国の許可により国内で活動することが考えられます。

【関連規定】
● 中立国の承認された団体は、あらかじめ自国政府の同意及び関係紛争当事国の承認を得た場合に限り、その衛生要員及び衛生部隊による援助を紛争当事国に与えることができる。それらの要員及び部隊は、当該紛争当事国の管理の下に置かれるものとする。

【GⅠ-27】

● 第一条約第27条及び第32条の関連する規定は、常時の医療組織及び常時の医療用輸送手段(第二条約第25条の規定が適用される病院船を除く。)並びにこれらの要員であって、次に掲げる国又は団体が人道的目的で紛争当事者の利用に供するものについて適用する。
　(a)　中立国その他の紛争当事者でない国
　(b)　(a)に規定する国の認められた救済団体
　(c)　公平で国際的な人道団体

【PⅠ-9(2)】

● 厚生労働大臣は、大規模な武力攻撃災害が発生した場合において、次の各号に掲げる資格を有する者の確保が著しく困難であり、避難住民等に対して十分な医療を提供することができないと認められ、かつ、外国政府、国際機関等から医療の提供の申出があったときは、(略)その従事する区域及び業務の内容を指定して、外国において当該各号に掲げる資格に相当する資格を有する者(略)が、必要な限度で医療を行うことを許可することができる。

【保護法91】

6　国際人道法を普及する責務

　国際人道法が確実に履行されるためには、その内容を軍隊はもちろん、一般市民が理解していることが必要です。ジュネーブ諸条約は締約国政府に対し、自国民に対する国際人道法の普及教育を行うよう義務づけています(PⅠ-83、他)。

　国民保護法においても、赤十字標章など特殊標章の意義と適

正使用について国民に教育することが国や都道府県の責務として明記されています。具体的には都道府県の国民保護業務計画等において国際人道法の普及における赤十字社の伝統的な役割に着目して日本赤十字社等の協力を得て都道府県民への教育を進めるよう明記されています。

【関連規定】
- 締約国は、平時において武力紛争の際と同様に、自国において、できる限り広い範囲において諸条約及びこの議定書の周知を図ること、特に、諸条約及びこの議定書を自国の軍隊及び文民たる住民に周知させるため、軍隊の教育の課目に諸条約及びこの議定書についての学習を取り入れ並びに文民たる住民によるその学習を奨励することを約束する。
  2 武力紛争の際に諸条約及びこの議定書の適用について責任を有する軍当局又は軍当局以外の当局は、諸条約及びこの議定書の内容を熟知していなければならない。

【PⅠ-83】

- 国〔内閣官房、外務省、厚生労働省、消防庁等〕は、地方公共団体等と協力しつつ、ジュネーブ諸条約及び同第一追加議定書に基づく武力攻撃事態等における標章等の使用の意義等について教育や学習の場などの様々な機会を通じて啓発に努めるものとする。

【国民保護基本指針 - 4節6】

- 県は、国、日本赤十字社及びその他の関係機関と協力しつつ、ジュネーブ諸条約及び第一追加議定書に基づく武力攻撃事態等における標章等の使用の意義及びそれを使用するに当たっての濫用防止のための規定等について、教育や学習の場などの様々な機会を通じて啓発に努める。

【都道府県国民保護モデル計画 - p.120】

第9章　武力紛争時の基礎知識

　医療関係者は、これまで解説した役割と権利義務のほか、医療関係者との密接な連携が行われる文民保護活動への理解など、武力紛争時についての基礎的知識を持つ必要があります。

1　文民保護組織とは

　武力攻撃(武力紛争)時に一般住民の避難誘導や応急措置など、国民の保護のための活動を行う非軍事的な組織が「文民保護組織(Civil Defense＝CDと略すことがある)」です(ジュネーブ諸条約第一追加議定書第61条)。かつては民間防衛とも呼ばれましたが、政府が2004年にジュネーブ諸条約追加議定書に加入したのを受けて、新たな訳として「文民保護組織」と呼ぶようになりました。同議定書に従い、オレンジ色地に青色の正三角形の特殊標章で識別され、この組織への攻撃は禁止されます。

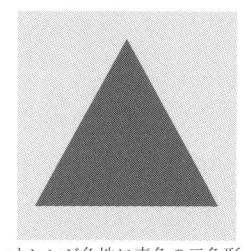

オレンジ色地に青色の三角形

この組織は欧米諸国では平時から組織され、災害救護などにも活動し、スイスやドイツの民間防衛組織(CD)はよく知られています。

　しかし、わが国の国民保護法では、文民保護組織という「組織」を編成することは想定していません。先の大戦時の国家総動員体制下の隣組制度などを連想させるなどの国民の抵抗感に配慮したためとも言われます。

国民保護法によれば、国(第10条)、都道府県(第11条)、市町村(第16条)が実施する警報の発令・伝達、避難措置の指示、住民の避難に関する措置、救援の指示・実施、避難住民等の救援に関する措置などの「国民の保護のための措置」(ここでは文民保護活動という)が、この役割を果たします。これらの措置は消防、警察、その他自治体の職員が一丸となって担うことになります。また自主防災組織やボランティアが、国民保護措置のために自発的に活動する場合には、国や地方自治体が必要な支援を行うことになっています。

　文民保護活動は非軍事的な活動であるので、その要員が敵対行為に参加したり、支援することは禁止され、この義務に反すると保護の資格を失います。したがって文民保護活動の特殊標章を使用する場合は濫用されないように厳正な管理が必要になります。

　特に文民保護要員は、「もっぱら、これらの任務に当てられて従事する者」とあり、「専従者」であることが必要です。軍隊の構成員も文民保護活動に配属することができますが、その場合にはその業務に専従することが必要であり、軍事的活動と文民保護活動を兼務することはできません。改正自衛隊法(77条4)

に基づく自衛隊の「国民の保護のための派遣」は、このようなジュネーブ諸条約第一追加議定書の規定に抵触しない範囲での活動になる必要があります。また自衛隊はこの業務に隊員を専従させることは想定していませんから、文民保護標章は使用できません。また同要員は、条約上は自己防衛のための軽火器の携帯も認められていますが、その理念と実際については、既述した医療関係者の場合と同様です。

　文民保護活動の役割について、ジュネーブ諸条約第一追加議定書61条は次のように規定しています。

（ⅰ）　警報の発令
（ⅱ）　避難の実施
（ⅲ）　避難所の管理
（ⅳ）　灯火管制に係る措置の実施
（ⅴ）　救助
（ⅵ）　応急医療その他の医療及び宗教上の援助
（ⅶ）　消火
（ⅷ）　危険地域の探知及び表示
（ⅸ）　汚染の除去及びこれに類する防護措置の実施
（ⅹ）　緊急時の収容施設及び需品の提供
（ⅺ）　被災地域における秩序の回復及び維持のための緊急援助
（ⅻ）　不可欠な公益事業に係る施設の緊急の修復
（ⅷ）　死者の応急処理
（ⅷ）　生存のために重要な物の維持のための援助
（ⅹⅴ）　（ⅰ）から（ⅹⅳ）までに掲げる任務のいずれかを遂行するために必要な補完的な活動（計画立案及び準備を含む。）

【関連規定】
●この議定書の適用上、
　　（a）「文民保護組織」とは、文民たる住民を敵対行為又は災害の危険から保護し、文民たる住民が敵対行為又は災害の直接的な影響から回復することを援助し、及び文民たる住民の生存のために必要な条件を整えるため次の人道的任務の一部又は全部を遂行することをいう。(略)

(b) 「文民保護組織」とは、(a)に規定する任務を遂行するために紛争当事者の権限ある当局によって組織され又は認められる団体その他の組織であって、専らこれらの任務に当てられ、従事するものをいう。
(c) 文民保護組織の「要員」とは、紛争当事者により専ら(a)に規定する任務を遂行することに充てられる者(当該紛争当事者の権限のある当局により専ら当該文民保護組織を運営することに充てられる者を含む。)をいう。
(d) 文民保護組織の「物品」とは、当該文民保護組織が(a)に規定する任務を遂行するために使用する機材、需品及び輸送手段をいう。

【PⅠ-61】

●軍の文民保護組織以外の文民保護組織及びその要員は、この議定書の規定、特にこの部の規定に基づき尊重され、かつ、保護される。これらの者は、絶対的な軍事上の必要がある場合を除くほか、文民保護の任務を遂行する権利を有する。

【PⅠ-62(1)】

【医療関係者との連携】

　文民保護活動(わが国では、「国民の保護のための活動」)には、応急医療その他の医療及び宗教上の援助など被災者への医療サービスも含まれるので医療関係者とは大変密接な協力、連携関係が生まれます。

　文民保護活動に配属され、応急医療等に携わる医療関係者は、文民保護活動を行う場合でも赤十字標章を使用できますが、必要な場合には文民保護標章も使用することができます。

　また、欧米諸国では、この組織は平時の災害時にも活動することが想定され、実際、2003年12月のイラン地震では、欧州諸国の文民保護組織の機器材も使用されました。

　ICRCの調査によれば、文民保護組織が組織されている地域とそれ以外の地域では、民間人の保護に格差が出ているといわれ、武力攻撃(武力紛争)時の国民の保護の中核を担う重要な組

織といえます。

【消防署救急車は文民保護標章】

　武力攻撃(武力紛争)時には消防署の救急車は、赤十字標章ではなく文民保護標章を表示します。これは消防組織が国民保護活動の中核を担い救急車両が患者、医師、看護師らの輸送という医療目的だけに限定されず、多用途に使用されることが想定されるためです。ジュネーブ諸条約及び国民保護法の規定では赤十字標章を表示できるのは、「もっぱら医療目的」に使用される輸送手段に限定されます。

【関連規定】
●長官は、前条の規定に基づき、腕章等を交付等する場合において、必要に応じ、国民保護措置に係る職務、業務又は協力のために使用される場所若しくは車両、船舶、航空機等(以下「場所等」という。)を識別させるため、場所等ごとに第2条第1項で規定する旗(注：文民保護標章を言う)又は車両章(以下「旗等」という。)をあわせて交付等するものとする。
【消防庁の特殊標章及び身分証明書の交付に関する要綱】

2　特別に保護される場所

　ジュネーブ諸条約では、武力攻撃時であっても攻撃を禁止すべき地域や場所を設定し保護しています。主な保護対象は以下の通りです。

1)　病院・安全地帯

　傷病者を武力攻撃の影響から保護するため、ジュネーブ第一条約第23条と同第一附属書およびジュネーブ第四条約第14

条と同第一附属書の規定により「病院・安全地帯(hospital / safety zone)」を設定することができます。

この地帯は、軍民を問わずに傷病者一般と弱者(傷病者、老人、15歳未満の児童、妊産婦、7歳未満の幼児の母)をミサイル攻撃や空爆など戦争の影響から保護することを目的にしています。主に傷病者(軍人、民間人を問わない)を収容、看護する医療目的の場所であれば、「病院地帯」であり、この場合は赤十字標章で表示することができます。また弱者の避難と保護が目的であれば「安全地帯」と呼ばれ、「白地に斜め赤帯線」で表示することができます。実際には標章を表示した大きな旗を掲げ、この地帯の境界には標章を塗料で描き、上空からも識別できるようにします。

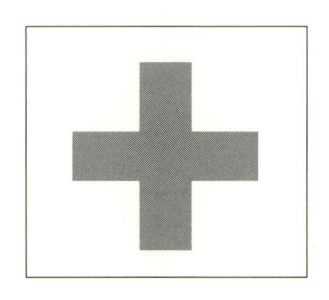

いずれの場合にも、これらの場所には傷病者や弱者のみが避難することができ、健常な一般市民が避難することはできません。
これらの地帯は、ジュネーブ諸条約の締約国は平時から、紛争当事国は敵対行為の開始以後、設定することができます。

【関連規定】
● 締約国は平時において、紛争当事国は敵対行為の開始の時以降、自国の領域及び必要がある場合には占領地区において、傷者、病者、老者、15歳未満の児童、妊産婦及び7歳未満の幼児の母を戦争の影響から保護するために組織される病院及び安全のための地帯及び地区を設定することができる。
2 関係当事国は、敵対行為の開始に当たり、及び敵対行為の期間中、それらが設定した地帯及び地区を相互に承認するための協定を締結することができる。このため、関係当事国は、必要と認める修正を加えて、この条約に附属する協定案の規定を実施することができる。
3 利益保護国及び赤十字国際委員会は、これらの地帯及び地区の設定及び承認を容易にするために仲介を行うように勧誘される。

【G Ⅳ-14】

● 締約国は平時において、紛争当事国は敵対行為の開始の時以降、自国の領域及び必要がある場合には占領地区において、傷者及び病者を戦争の影響から保護するために組織される病院地帯及び病院地区を設定し、並びにそれらの地帯及び地区の組織及び管理並びにそれらの中に収容される者の看護の責任を負う要員を定めることができる。

【G Ⅰ-23】

2) 中立地帯

軍民を問わず傷病者を付近の軍事行動から保護するためにジュネーブ第四条約第15条の規定により戦闘地域内に設置されるのが中立地帯です。これは赤十字国際委員会や中立国を通じて敵国に提案することができます。

1982年4月に起きたイギリスとアルゼンチンの間のフォークランド紛争では、赤十字の提案で「赤十字ボックス」と呼ばれる中立地帯が公海上に設定されたことがあります。

> 【関連規定】
> - 紛争当事国は、次の者を差別しないで戦争の危険から避難させるための中立地帯を戦闘が行われている地域内に設定することを、直接に又は中立国若しくは人道的団体を通じて、敵国に提案することができる。
>   - (a) 傷者及び病者(戦闘員であると非戦闘員であるとを問わない。)
>   - (b) 敵対行為に参加せず、且つ、その地帯に居住する間いかなる軍事的性質を有する仕事にも従事していない文民
> 2 関係当事者が提案された中立地帯の地理的位置、管理、食糧の補給及び監視について合意したときは、紛争当事国の代表者は、文書による協定を確定し、且つ、これに署名しなければならない。その協定は、その地帯の中立化の開始の時期及び存続期間を定めなければならない。
>
> 【G IV -15】

3) 危険な力を内蔵した工作物

　原子力発電所やダムが攻撃され破壊された場合、広範な地域の住民に多大な被害を及ぼす可能性があります。このような理由から、ジュネーブ諸条約第一追加議定書第56条は、その攻撃が危険なエネルギーを放出させる原子力発電所、ダム、堤防を危険な力を内蔵する工作物に指定し、これらへの攻撃を禁止しています。またこれらの施設を軍事目的のために使用したり、軍事目標の近くに設置することは避けなければなりません。

　これらの工作物は、識別のために図のようなオレンジ色の三つの円で表示することができます。

【関連規定】
●危険な力を内蔵する工作物及び施設、すなわち、ダム、堤防及び原子力発電所は、これらの物が軍事目標であっても、これらを攻撃することが危険な力の放出を引き起こし、その結果文民たる住民の間に重大な損失をもたらすときは、攻撃の対象としてはならない。これらの工作物又は施設の場所又は近傍に位置する他の軍事目標は、当該他の軍事目標に対する攻撃がこれらの工作物又は施設からの危険な力の放出を引き起こし、その結果文民たる住民の間に重大な損失をもたらす場合には、攻撃の対象としてはならない。

【PⅠ-56(1)】

4) 住民の生存に不可欠なもの

ジュネーブ諸条約第一追加議定書第54条により、武力攻撃にあたっては、一般住民の生存に不可欠な食料貯蔵庫や飲料水供給施設及び農業施設などを攻撃し、使用できないようにすることは禁止されています。

【関連規定】
●戦闘の方法として文民を飢餓の状態に置くことは、禁止する。
2 食糧、食糧生産のための農業地域、作物、家畜、飲料水の施設及び供給設備、かんがい設備等文民たる住民の生存に不可欠な物をこれらが生命を維持する手段としての価値を有するが故に文民たる住民又は敵対する紛争当事者に与えないという特定の目的のため、これらの物を攻撃し、破壊し、移動させ又は利用することができないようにすることは、文民を飢餓の状態に置き又は退去させるという動機によるかその他の動機によるかを問わず、禁止する。

【PⅠ-54(1)(2)】

5) 文化財、宗教施設

武力攻撃(武力紛争)時に、教会、寺院などの礼拝所、歴史遺跡、文化財や記念物または芸術作品などを破壊したり、略奪することは禁止されています。またこれらを軍事目的に利用することも禁止されます。これは、ジュネーブ諸条約第一追加議定書第

54条のほか、1954年の「武力紛争時における文化財の保護条約」の規定によります。

これらの文化財等を保護するため、図のような国際識別標章を表示することができます。

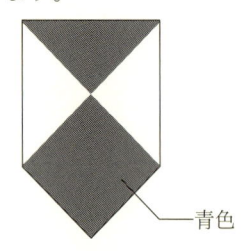

――青色

【関連規定】
- 1954年5月14日の武力紛争の際の文化財の保護に関するハーグ条約その他の関連する国際文書の規定の適用を妨げることなく、次のことは、禁止する。
  (a) 国民の文化的又は精神的遺産を構成する歴史的建造物、芸術品又は礼拝所を対象とする敵対行為を行うこと。
  (b) (a)に規定する物を軍事上の努力を支援するために利用すること。
  (c) (a)に規定する物を復仇の対象とすること。

【PⅠ-52】

3　国際人道法の基礎知識

医療関係者は、武力攻撃(武力紛争)時に適用される国際人道法の基本原則を理解しておくことが有益です。

1)　国際人道法の基本原則

国際人道法は、ジュネーブ諸条約とその追加議定書だけでも約600条に及ぶ膨大な規定ですが、そこに貫かれた原則は、凡

その次の通りです。

① 収容、看護の原則

敵対行為に参加しない「傷病者は収容、看護しなければならない」（ジュネーブ諸条約共通第3条）という原則は、国際人道法の特に医療関係者との関係で最も重要な原則です。

ジュネーブ諸条約は、武力紛争時における傷病者の救済を目的に採択された国際条約です。したがって正当な理由無く傷病者の治療を怠り、放置することは許されません。

② 区別の原則（軍事目標主義）

軍事目標とそれ以外の文民、民用物を区別し、軍事目標のみの攻撃が許され、それ以外の人やものへの攻撃を禁止する原則です。この原則により一般住民、一般住宅はもちろん、学校、病院、宗教施設などへの攻撃は禁止されます。これを「軍事目標主義」ともいいます。

③ 均衡性の原則

国際人道法は軍事目標への攻撃自体は禁じていません。しかし、軍事的な必要性から行う攻撃であっても、その攻撃から生じる損害や犠牲が過度になり、攻撃による軍事的利益より犠牲と損害が甚大になるような場合には、攻撃は違法となる可能性があります。攻撃にあたってはこの両者の均衡が求められます。

④ 不必要な苦痛の防止原則

区別の原則（軍事目標主義）は、現に戦っている戦闘員への攻撃自体を禁止していませんが、たとえ戦闘員に対してでも、不必要な苦痛を伴うような攻撃は過度なものであり禁止されています。このような理由で対人地雷や失明をもたらすレーザー兵器等が禁止されました。

⑤ 自然環境保護の原則

現代の武力紛争では、自然環境に広範で長期的かつ深刻な影響を及ぼすような戦闘方法は禁止されています。自然環境を破壊することで住民の健康や生存を害することを目的とする戦闘方法や戦闘手段がこれにあたります。

これらの禁止規定は、ベトナム戦争で使用された枯葉剤の散布による環境破壊がもたらした人体への悪影響などが教訓となっています。

2） 国際人道法の発展の概史

現在の国際人道法の中核をなすジュネーブ諸条約は、ホロコーストや原爆投下、無差別爆撃など、民間人に多数の犠牲者を出した第二次世界大戦の悲惨な教訓から1949年に全面改訂されたもので、日本は1953年に加入しました。

最初の条約は1864年に採択されたジュネーブ条約(赤十字条約)で、これが発展したのが1949年のジュネーブ諸条約(2011年2月末現在締約国は194カ国)です。

また、ベトナム戦争などの経験から、新たな形態の武力紛争に対応するため1977年に成立したのが、ジュネーブ諸条約の二つの追加議定書です。

1949年のジュネーブ諸条約は四つの条約から成っていますが、「戦地にある軍隊の傷者及び病者の状態の改善に関するジュネーブ条約」と名称されるように元来は傷病兵の保護救済を目的にしたものです。しかし、その後、1929年には「捕虜の待遇に関する条約」が成立し、1949年には、一般市民を保護・救済するための「戦時における文民の保護に関するジュネーブ条約」

(文民保護条約)が採択されました。

一方、1977年のジュネーブ諸条約の追加議定書は二つの条約からなり、特に第一追加議定書は国際的武力紛争と見なされる独立戦争などに適用され、文民と医療関係者の保護など重要な規定が盛り込まれています。

2001年9月11日の米国同時多発テロ以降、「テロとの戦い」とも呼ばれる国家以外の武装集団との「新たな戦争」の事態に、第二次世界大戦を教訓にできたジュネーブ諸条約は十分対応できないとの指摘もあります。しかし、追加議定書の規定を始め、国際人道法の基本原則は国家に限らず、すべての交戦当事者が守るべき最低限の「戦争のルール」として広く尊重されるべきものです。

4 おわりに

平時、戦時の災害を問わず、有事において国民の生命と健康を守るために医療関係者は極めて大きな役割を担っています。特に武力攻撃(武力紛争)時には平時の災害とは異なる特殊な状況において医療・看護活動を冷静かつ的確に実施することが要求されます。そのためには、武力攻撃時のもつ特殊性を理解し、自らの権利義務について基本的な知識を持つことが業務の円滑な実施に資するものと思われます。

本書で解説した事項は、あくまでも国際人道法や国民保護法等の規定をベースに解説したものであり、実際の武力攻撃事態において具体的にどのような法的運用がなされるかについては未知の部分も多々あります。それは幸いにも長い間、戦時を体

験していないわが国の状況に照らせば当然のことでもあります。
　しかし、災害の原因がどのようなものであれ、医療と看護の本質的業務は何ら変わるものではないので、多くの医療関係者は本書で解説した基本的な知識を身につけることにより有事においても平時同様、適切に行動できるものと思われます。

巻末資料

1 世界医師会のジュネーブ宣言

1948年 9月	スイス、ジュネーブにおける第2回WMA総会で採択
1968年 8月	オーストラリア、シドニーにおける第22回WMA総会で修正
1983年10月	イタリア、ベニスにおける第35回WMA総会で修正
1994年 9月	スウェーデン、ストックホルムにおける第46回WMA総会で修正

医師の一人として参加するに際し、
- 私は、人類への奉仕に自分の人生を捧げることを厳粛に誓う。
- 私は、私の教師に、当然受けるべきである尊敬と感謝の念を捧げる。
- 私は、良心と尊厳をもって私の専門職を実践する。
- 私の患者の健康を私の第一の関心事とする。
- 私は、私への信頼のゆえに知り得た患者の秘密を、たとえその死後においても尊重する。
- 私は、全力を尽くして医師専門職の名誉と高貴なる伝統を保持する。
- 私の同僚は、私の兄弟姉妹である。
- 私は、私の医師としての職責と患者との間に、年齢、疾病や障害、信条、民族的起源、ジェンダー、国籍、所属政治団体、人種、性的オリエンテーション、或は、社会的地位といった事がらの配慮が介在することを容認しない。

- 私は、たとえいかなる脅迫があろうと、生命の始まりから人命を最大限に尊重し続ける。また、人間性の法理に反して医学の知識を用いることはしない。
- 私は、自由に名誉にかけてこれらのことを厳粛に誓う。

2 ヘルシンキ宣言(ヒトを対象とする医学研究の倫理的原則)

1964年 6月	フィンランド、ヘルシンキの第18回WMA総会で採択
1975年10月	東京の第29回WMA総会で修正
1983年10月	イタリア、ベニスの第35回WMA総会で修正
1989年 9月	香港、九龍の第41回WMA総会で修正
1996年10月	南アフリカ共和国、サマーセットウエストの第48回WMA総会で修正
2000年10月	英国、エジンバラの第52回WMA総会で修正
2002年10月	米国、WMAワシントン総会で第29項目明確化のための注釈が追加
2004年10月	WMA東京総会で第30項目明確化のための注釈が追加

A. 序 言

1. 世界医師会は、ヒトを対象とする医学研究に関わる医師、その他の関係者に対する指針を示す倫理的原則として、ヘルシンキ宣言を発展させてきた。ヒトを対象とする医学研究には、個人を特定できるヒト由来の材料および個人を特定できるデータの研究を含む。
2. 人類の健康を向上させ、守ることは、医師の責務である。医師の知識と良心は、この責務達成のために捧げられる。
3. 世界医師会のジュネーブ宣言は、「私の患者の健康を私の第一の関心事とする」ことを医師に義務づけ、また医の国際倫理綱領は、「医師は患者の身体的および精神的な状態を弱める影響をもつ可能性のある医療に際しては、患者の利益のためにのみ行動すべきである」と宣言している。
4. 医学の進歩は、最終的にはヒトを対象とする試験に一部依存せざるをえない研究に基づく。

5．ヒトを対象とする医学研究においては、被験者の福利に対する配慮が科学的および社会的利益よりも優先されなければならない。
6．ヒトを対象とする医学研究の第一の目的は、予防、診断および治療方法の改善ならびに疾病原因および病理の理解の向上にある。最善であると証明された予防、診断および治療方法であっても、その有効性、効果、利用しやすさおよび質に関する研究を通じて、絶えず再検証されなければならない。
7．現在行われている医療や医学研究においては、ほとんどの予防、診断および治療方法に危険と負担が伴う。
8．医学研究は、すべての人間に対する尊敬を深め、その健康と権利を擁護する倫理基準に従わなければならない。弱い立場にあり、特別な保護を必要とする研究対象集団もある。経済的および医学的に不利な立場の人々が有する特別のニーズを認識する必要がある。また、自ら同意することができないかまたは拒否することができない人々、強制下で同意を求められるおそれのある人々、研究からは個人的に利益を得られない人々およびその研究が自分の治療と結びついている人々に対しても、特別な注意が必要である。
9．研究者は、適用される国際的規制はもとより、ヒトを対象とする研究に関する自国の倫理、法および規制上の要請も知らなければならない。いかなる自国の倫理、法および規制上の要請も、この宣言が示す被験者に対する保護を弱め、無視することが許されてはならない。

B．すべての医学研究のための基本原則
10．被験者の生命、健康、プライバシーおよび尊厳を守ることは、医学研究に携わる医師の責務である。
11．ヒトを対象とする医学研究は、一般的に受け入れられた科学的原則に従い、科学的文献の十分な知識、他の関連した情報源および十分な実験ならびに適切な場合には動物実験に基づかな

ければならない。
12. 環境に影響を及ぼすおそれのある研究を実施する際の取扱いには十分な配慮が必要であり、また研究に使用される動物の生活環境も配慮されなければならない。
13. すべてヒトを対象とする実験手続の計画と作業内容は、実験計画書の中に明示されていなければならない。この計画書は、考察、論評、助言、および適切な場合には、承認を得るために特別に指名された倫理審査委員会に提出されなければならない。この委員会は、研究者、スポンサーおよびそれ以外の不適当な影響を及ぼすすべてのものから独立であることを要する。この独立した委員会は、研究が行われる国の法律および規制に適合していなければならない。委員会は進行中の実験をモニタリングする権利を有する。研究者は委員会に対し、モニタリングによる情報、特にすべての重篤な有害事象について情報を報告する義務がある。研究者は、資金提供、スポンサー、研究関連組織との関わり、その他起こりうる利害の衝突および被験者に対する報奨についても、審査のために委員会に報告しなければならない。
14. 研究計画書は、必ず倫理的配慮に関する言明を含み、またこの宣言が言明する諸原則に従っていることを明示しなければならない。
15. ヒトを対象とする医学研究は、科学的な資格のある人によって、臨床的に有能な医療担当者の監督下においてのみ行われなければならない。被験者に対する責任は、常に医学的に資格のある人に所在し、被験者が同意を与えた場合でも、決してその被験者にはない。
16. ヒトを対象とするすべての医学研究プロジェクトは、被験者または第三者に対する予想しうる危険および負担を、予見可能な利益と比較する注意深い評価が事前に行われていなければならない。このことは医学研究における健康なボランティアの参加を排除しない。すべての研究計画は一般に公開されていなけ

ればならない。
17. 医師は、内在する危険が十分に評価され、しかもその危険を適切に管理できることが確信できない場合には、ヒトを対象とする医学研究に従事することを控えるべきである。医師は、利益よりも潜在する危険が高いと判断される場合、または有効かつ利益のある結果の決定的証拠が得られた場合には、すべての実験を中止しなければならない。
18. ヒトを対象とする医学研究は、その目的の重要性が研究に伴う被験者の危険と負担にまさる場合にのみ行われるべきである。これは、被験者が健康なボランティアである場合は特に重要である。
19. 医学研究は、研究が行われる対象集団が、その研究の結果から利益を得られる相当な可能性がある場合にのみ正当とされる。
20. 被験者はボランティアであり、かつ十分説明を受けたうえでその研究プロジェクトに参加するものであることを要する。
21. 被験者の完全無欠性を守る権利は常に尊重されることを要する。被験者のプライバシー、患者情報の機密性に対する注意および被験者の身体的、精神的完全無欠性およびその人格に関する研究の影響を最小限にとどめるために、あらゆる予防手段が講じられなければならない。
22. ヒトを対象とする研究はすべて、それぞれの被験予定者に対して、目的、方法、資金源、起こりうる利害の衝突、研究者の関連組織との関わり、研究に参加することにより期待される利益および起こりうる危険ならびに必然的に伴う不快な状態について十分な説明がなされなければならない。対象者はいつでも報復なしに、この研究への参加を取りやめ、または参加の同意を撤回する権利を有することを知らされなければならない。対象者がこの情報を理解したことを確認したうえで、医師は対象者の自由意志によるインフォームド・コンセントを、望ましくは文書で得なければならない。文書による同意を得ることができない場合には、その同意は正式な文書に記録され、証人によっ

て証明されることを要する。
23. 医師は、研究プロジェクトに関してインフォームド・コンセントを得る場合には、被験者が医師に依存した関係にあるか否か、または強制の下に同意するおそれがあるか否かについて、特に注意を払わなければならない。もしそのようなことがある場合には、インフォームド・コンセントは、よく内容を知り、その研究に従事しておらず、かつそうした関係からまったく独立した医師によって取得されなければならない。
24. 法的無能力者、身体的もしくは精神的に同意ができない者、または法的に無能力な未成年者を研究対象とするときには、研究者は適用法の下で法的な資格のある代理人からインフォームド・コンセントを取得することを要する。これらのグループは、研究がグループ全体の健康を増進させるのに必要であり、かつこの研究が法的能力者では代替して行うことが不可能である場合に限って、研究対象に含めることができる。
25. 未成年者のように法的に無能力であるとみられる被験者が、研究参加についての決定に賛意を表することができる場合には、研究者は、法的な資格のある代理人からの同意のほか、さらに未成年者の賛意を得ることを要する。
26. 代理人の同意または事前の同意を含めて、同意を得ることができない個人被験者を対象とした研究は、インフォームド・コンセントの取得を妨げる身体的／精神的情況がその対象集団の必然的な特徴であるとすれば、その場合に限って行わなければならない。実験計画書の中には、審査委員会の検討と承認を得るために、インフォームド・コンセントを与えることができない状態にある被験者を対象にする明確な理由が述べられていなければならない。その計画書には、本人あるいは法的な資格のある代理人から、引き続き研究に参加する同意をできるだけ早く得ることが明示されていなければならない。
27. 著者および発行者は倫理的な義務を負っている。研究結果の刊行に際し、研究者は結果の正確さを保つよう義務づけられて

いる。ネガティブな結果もポジティブな結果と同様に、刊行または他の方法で公表利用されなければならない。この刊行物中には、資金提供の財源、関連組織との関わりおよび可能性のあるすべての利害関係の衝突が明示されていなければならない。この宣言が策定した原則に沿わない実験報告書は、公刊のために受理されてはならない。

C．メディカル・ケアと結びついた医学研究のための追加原則

28．医師が医学研究を治療と結びつけることができるのは、その研究が予防、診断または治療上価値がありうるとして正当であるとされる範囲に限られる。医学研究が治療と結びつく場合には、被験者である患者を守るためにさらなる基準が適用される。
29．新しい方法の利益、危険、負担および有効性は、現在最善とされている予防、診断および治療方法と比較考量されなければならない。ただし、証明された予防、診断および治療方法が存在しない場合の研究において、プラセボまたは治療しないことの選択を排除するものではない。
30．研究終了後、研究に参加したすべての患者は、その研究によって最善と証明された予防、診断および治療方法を利用できることが保障されなければならない。
31．医師は治療のどの部分が研究に関連しているかを患者に十分説明しなければならない。患者の研究参加の拒否が、患者と医師の関係を断じて妨げるべきではない。
32．患者治療の際に、証明された予防、診断および治療方法が存在しないときまたは効果がないとされているときに、その患者からインフォームド・コンセントを得た医師は、まだ証明されていないかまたは新しい予防、診断および治療方法が、生命を救う、健康を回復する、あるいは苦痛を緩和する望みがあると判断した場合には、それらの方法を利用する自由があるというべきである。可能であれば、これらの方法は、その安全性と有効性を評価するために計画された研究の対象とされるべきである。すべての例に

おいて、新しい情報は記録され、また適切な場合には、刊行されなければならない。この宣言の他の関連するガイドラインは、この項においても遵守されなければならない。

＊脚注： WMAヘルシンキ宣言第29項目明確化のための注釈

WMAはここに、プラセボ対照試験を行う際には最大限の注意が必要であり、また一般にこの方法は既存の証明された治療法がないときに限って利用するべきであるという立場を改めて表明する。しかしながら、プラセボ対照試験は、たとえ証明された治療法が存在するときであっても、以下の条件のもとでは倫理的に行ってよいとされる。・やむを得ず、また科学的に正しいという方法論的理由により、それを行うことが予防、診断または治療方法の効率性もしくは安全性を決定するために必要である場合。・予防、診断、または治療方法を軽い症状に対して調査しているときで、プラセボを受ける患者に深刻または非可逆的な損害という追加的リスクが決して生じないであろうと考えられる場合。

ヘルシンキ宣言の他のすべての項目、特に適切な倫理、科学審査の必要性は順守されなければならない。

WMAヘルシンキ宣言第30項目明確化のための注釈

WMAはここに次の見解を再確認する。すなわち、研究参加者が研究によって有益と確認された予防、診断および治療方法、または他の適切な治療を試験終了後に利用できることは、研究の計画過程において明確にされていることが必要である。試験後の利用に関する取決めまたはその他の治療については、倫理審査委員会が審査過程でその取決めを検討できるよう、実験計画書に記載されなければならない。

日本医師会ホームページ（http://www.med.or.jp/）より引用

3 ニュルンベルグ倫理綱領

　第二次世界大戦のナチスドイツの戦争犯罪、人道に対する罪を裁くニュルンベルグ国際軍事裁判において、ユダヤ人に対する非人道的な人体実験のような事態が二度と起こらぬようにと作成されたのがニュルンベルグ倫理綱領である。

【ニュルンベルグ倫理綱領】

1．医学的研究においては、その被験者の自発的同意が本質的に絶対に必要である。このことは、その人が同意することができる法的能力を持っていなければならず、暴力、ペテン、欺き、強迫、騙し、あるいはその他の表面には現れない形での強制や威圧を受けることなく、理解した上で間違いのない決断を下すのに十分な知識と包括的な理解をもって、自由に選択できる状況の下で、被験者となる人が自発的同意を与えるべきであること、を意味している。そのためには、医学的研究の対象とされている人から確定的な同意を受理する前に、研究の性質、期間、目的、実施方法や手段、被験者となったために起こり得ると考えられるすべての不自由さや危険、健康や人格に対する影響について、医学的研究の対象とされている人は、知らされる必要がある。同意の内容が妥当なものであるかどうかを確かめる責任は、実験を開始し、指導し、あるいは実施責任者個人の義務であり、責任である。

2．実験は、他の研究方法や手段では得られず、かつ行き当たりばったりの無益な性質のものではなく、社会的善のための実り多い結果をもたらすべきものでなくてはならない。

3．実験は、動物実験の結果に基づき、かつ病気の本来の由来を理解し、また期待される結果がその実験の遂行を正当化するような研究において、直面した他の問題についての知識を踏まえた上で計画して行うべきである。

4．実験は、すべての不必要な肉体的・精神的苦痛や傷害を起こさないように行われなくてはならない。

5．死亡や機能不全を生じる傷害を引き起こすことが予め予想される理由がある場合には、その実験を行ってはならない。ただし、実験する医師自身も被験者となる実験の場合は、恐らく例外としてよいであろう。
6．許容されうる危険の程度は、その実験で解決されるべき問題の人道的重要さの程度を上回ってはならない。
7．被験者に傷害、機能不全や死をもたらすような僅かな可能性からですら被験者を守るべく、適切な準備をし、十分な設備を整えなければならない。
8．実験は、科学的有資格者によってのみ実施されなくてはならない。実験を指導し実施する人にとっては、すべての実験段階を通じて最高度の技術の細心の注意が必要である。
9．実験の進行中に、被験者にとって実験の続行が耐えられない程の肉体的、精神的な状態に達した場合には、随意に実験を中止して貰わなければならない。
10．自分に求められる誠実さ、優れた技術、注意深い判断に基づいて、実験の継続によって被験者に傷害、機能不全や死をもたらすだろうと推測するに足る理由がある場合には、実施責任者は実験の途中でいつでも実験を中止する心構えでいなくてはならない。

(星野一正訳)

4　ICNの倫理綱領

訳注）この文書中の「看護師」とは、原文では nurses であり、訳文では表記の煩雑さを避けるために「看護師」という訳語を当てるが、免許を有する看護職すべてを指す。

前　文

看護師には4つの基本的責任がある。すなわち、健康を増進し、疾病を予防し、健康を回復し、苦痛を緩和することである。看護のニー

ズはあらゆる人々に普遍的である。
看護には、生きる権利、尊厳を保つ権利、そして敬意のこもった対応を受ける権利などの人権を尊重することが、その本質として備わっている。看護ケアは、年齢、皮膚の色、信条、文化、障害や疾病、ジェンダー、国籍、政治、人種、社会的地位を理由に制約されるものではない。
看護師は、個人、家族、地域社会にヘルスサービスを提供し、自己が提供するサービスと関連グループが提供するサービスの調整をはかる。

倫理綱領

「ICN 看護師の倫理綱領」には、4つの基本領域が設けられており、それぞれにおいて倫理的行為の基準が示されている。

倫理綱領の基本領域

1. 看護師と人々
   - § 看護師の専門職としての第一義的な責任は、看護を必要とする人々に対して存在する。
   - § 看護師は、看護を提供するに際し、各個人および家族、地域社会の人権や価値観、習慣、精神的信念が尊重されるような環境の実現を促す。
   - § 看護師は、個人がケアや治療に同意する上で、十分な情報を確実に得られるようにする。
   - § 看護師は、他人の個人情報を守秘し、これを共有する場合には適切な判断に基づいて行う。
   - § 看護師は、一般社会の人々(とくに弱い立場にある人々)の健康上のニーズおよび社会的ニーズを満たすための行動を開始・支援する責任を、社会と分かち合う。
   - § 看護師はさらに、自然環境を枯渇や汚染、劣化、破壊から保護し維持する責任を、社会と分かち合う。

2. 看護師と実践
   - § 看護師は、看護業務および、継続的学習による能力の維持に関して、

個人として責任と責務を有する。
- § 看護師は、自己の健康を維持し、ケアを提供する能力が損なわれないようにする。
- § 看護師は、責任を引き受け、または他へ委譲する場合、自己および相手の能力を正しく判断する。
- § 看護師はいかなるときも、看護職の信望を高めて社会の信頼を得るように、個人としての品行を常に高く維持する。
- § 看護師は、ケアを提供する際に、テクノロジーと科学の進歩が人々の安全および尊厳、権利を脅かすことなく、これらと共存することを保証する。

3. 看護師と看護専門職
- § 看護師は、看護実践および看護管理、看護研究、看護教育の望ましい基準を設定し実施することに主要な役割を果たす。
- § 看護師は、研究に基づき、看護の中核となる専門的知識の開発に積極的に取り組む。
- § 看護師は、その専門職組織を通じて活動することにより、看護における正当な社会的経済的労働条件の確立と維持に参画する。

4. 看護師と共働者
- § 看護師は、看護および他分野の共働者と協力関係を維持する。
- § 看護師は、個人、家族や社会に対するケアが共働者あるいは他の者によって危険にさらされているときは、その人を安全に保護するために適切な処置をとる。

「ICN 看護師の倫理綱領」の活用方法

「ICN 看護師の倫理綱領」は、社会の価値観とニーズに基づいた行動指針である。変わりゆく社会にあって、この綱領は、現実の看護および保健医療に適用されてはじめて、生きた文書として意味をもつ。

この綱領の目的を果たすためには、看護師がこれを十分に理解し、身に付け、自己の職務のあらゆる場面で活用する必要がある。看護学生や看護師が、学生生活や職業生活を通じて、いつでもこの綱領を手にとって活用できることが願われる。

「ICN 看護師の倫理綱領」：基本領域別の活用方法

「ICN 看護師の倫理綱領」の4基本領域である「看護師と人々」「看護師と実践」「看護師と看護専門職」「看護師と共働者」は、行動基準を定める際の枠組みとなるものである。次に示す表は、これらの基準に基づいて実際の行動を展開する際の指針となるであろう。看護師および看護学生が実施すべき事項として、以下のようなものが挙げられる：

- 綱領の各基本領域に含まれる基準について学ぶ。
- それぞれの基準が、自己にとってどういう意味を持つかを考え、各自の活動領域(実践、教育、研究、管理)においてどのように倫理を適用できるか検討する。
- 共働者やその他の人々と、この綱領について話し合う。
- 自己の経験に基づき倫理的ジレンマの例を挙げ、この綱領に示されている行動基準に照らして検討する。
- グループワークを通じて倫理的意思決定とは何かを明確にして、倫理的行動の基準に関して合意を図る。
- 各国看護師協会や共働者、その他の人々と協力しながら、看護の実践、教育、管理、研究において常に倫理基準を活用する。

倫理綱領の基本領域 1. 看護師と人々		
実践家および管理者	教育者および研究者	各国看護師協会
人権を尊重し人々の価値観や習慣、信念に十分配慮したケアを提供する。	ケアへのアクセスの根底である人権および公平、公正、連帯という考え方を、教育カリキュラムに含める。	人権および倫理基準を擁護するための所信声明ならびに指針を開発する。
倫理的課題に関して継続教育を行う。	倫理的課題および意思決定に関して、教育／学習の機会を提供する。	看護師が倫理委員会に加えられるよう、陳情活動を行う。
十分な情報を提供し、インフォームド・コンセントの促進と、治療の選択／拒否権の実現を図る。	インフォームド・コンセントに関する教育／学習の機会を提供する。	インフォームド・コンセントに関する指針および所信声明を発表し、継続教育を行う。

確実に秘密保持が図れる記録／情報管理システムを活用する。	プライバシーと秘密保持に関する考え方を、教育カリキュラムに含める。	自国の看護師倫理綱領の中に、プライバシーと秘密保持に関する項目を盛り込む。
職場の安全環境を整備し、監視する。	学生が、社会的行動を通じた問題解決の重要性を十分に理解できるよう、働きかける。	安全で健康な環境の重要性を提唱する。

倫理綱領の基本領域 2. 看護師と実践		
実践家および管理者	教育者および研究者	各国看護師協会
質の高いケアを促進するための、ケア基準と職場条件を整備する。	生涯学習の促進と、実践能力の向上を図るために、教育／学習の機会を提供する。	定期刊行物や学会、遠隔教育プログラムなどを通じて、継続教育へのアクセスを高める。
専門職評価や継続教育、免許の定期的更新などのシステムを確立する。	継続学習と実践能力維持の関連を実証するための研究を実施し、その結果を広く普及させる。	継続教育の機会獲得および質の高いケア提供のための基準の確立をめざして、陳情活動を行う。
実践能力維持の見地から、個々の看護師の健康状態をモニターし、その向上を図る。	個々の看護師の健康が重要であることを強調し、健康とその他の価値の関連性を実証する。	看護専門職が健康なライフスタイルを維持するよう働きかける。看護師が健全な職場で健全に働けるよう、陳情活動を行う。

倫理綱領の基本領域 3. 看護師と看護専門職		
実践家および管理者	教育者および研究者	各国看護師協会
看護実践および看護研究、看護教育、看護管理の基準を定める。	看護実践および看護研究、看護教育、看護管理の基準を定めるために、教育／学習の機会を提供する。	他の人々と協力して、看護実践および看護研究、看護教育、看護管理の基準を定める。
看護と保健に関する研究の実施および、結果の普及と活用に対して、職場の支援体制を育む。	研究の実施および結果の普及と活用により、看護の専門性を高める。	看護研究に関する所信声明および指針、基準を開発する。

看護師にとって望ましい社会経済状態を実現するために、各国看護師協会への入会を促進する。	学習者が、看護専門職によって構成される協会の重要性を十分に理解できるように、働きかける。	看護領域で公正な社会経済的労働条件が実現するよう、陳情活動を行う。職場の問題に関して、所信声明と指針を開発する。

倫理綱領の基本領域 4．看護師と共働者		
実践家および管理者	教育者および研究者	各国看護師協会
職種に固有の機能と職種間で重複する機能を理解し、そのことから生じ得る職種間の緊張関係を十分に認識する。	他の医療保健従事者の役割に関する理解を高める。	他の関連職種との協力を推進する。
専門職としての倫理観と倫理的行動を、職場内で共有するためのシステムを創設する。	他の専門職に、看護倫理を知らせる。	他の専門職が抱えている倫理的課題を十分に認識する。
個人あるいは家族、地域社会に対するケアが医療保健従事者によって危険にさらされている場合、それらの人々や地域社会を安全に保護するための仕組みを開発する。	個人あるいは家族、地域社会に対するケアが医療保健従事者によって危険にさらされている場合、それらの人々や地域社会を安全に保護する必要があることを、学習者に教授する。	人々のケアが医療保健従事者によって危険にさらされている場合にそれらの人々を安全に保護することに関して、指針および所信声明を提供し、議論を深める。

「ICN 看護師の倫理綱領」の普及

「ICN 看護師の倫理綱領」を効果的に活用するためには、看護師がこの綱領を十分に理解する必要がある。ICNは、この綱領が広く、看護教育機関および実践に従事する看護師、看護関係出版社や一般のマスコミに普及することを願っている。さらに、看護職以外の医療保健関係専門職や一般社会、消費者団体、政策策定グループ、人権擁護組織、看護師の雇用者などにも、この綱領が普及すれば幸いである。

用語集

　　「ICN看護師の倫理綱領」で使用される用語の解説

協働者：他の看護師、他の保健医療従事者および専門職、保健医療領域以外の従事者および専門職

協力関係：専門職に従事する者が、一定の目標達成を目指し、対等で互恵的な行為や行動の上に築く関係

家族：血縁関係、親族、情緒あるいは法的な関係で結ばれた人々により構成される社会的な一つの単位

看護師は社会と分かち合う：看護師は、保健医療専門職および一人の市民として、公共の健康上のニーズと社会的ニーズを満たすために必要な行動を起こし支援する

個人の健康：看護師の精神的、身体的、社会的および霊的安寧

個人情報：専門職として接する過程で得られた情報のうち、個人や家族のプライバシーに関わるもので、公開されるとプライバシー権の侵害になるもの、または、その個人や家族に不都合や迷惑、損害をもたらすもの

関連するグループ：個人、家族あるいは地域社会にサービスを提供し、望ましい目標達成を目指して働く、他の看護師や保健医療従事者あるいは専門職集団

日本看護協会HP（http://www.nurse.or.jp/）より引用

5　「紛争犠牲者保護のための国際会議」の宣言

　1993年8月30日から9月1日までジュネーブで開催されたスイス政府主催による戦争犠牲者保護のための国際会議は、国際人道法の違反を非難する宣言を採択し、その中で医療関係者を含む人道任務に当たる要員の安全について次のように言及している。

・我々は、武力紛争の犠牲者のために援助及び救援要員が安全に任務を遂行することができるよう、国、地域、国際レベルにおいて措置が講じられるよう要求する。

(宣言第1章7節)

・我々は、すべての国に次の努力を行うよう勧告する。
　——人道機関が被災地域に接近することを認めることで迅速かつ効果的な救援活動が促進し、国際人道法の適用規則にしたがって彼らの安全確保と尊重が高められるよう適切な措置をとること
　——赤十字と赤新月標章とその他の国際人道法で規定された標章の尊重を高め、国際人道法で定義された医療要員、医療物資、医療施設、及び医療用輸送手段、宗教要員、礼拝所及び救援要員、救援物資及びコンボイを保護すること

(第2章8、9節)

6　災害時における国際赤十字・赤新月運動及びNGOの行動規範　1994年

1．人道的な必要性を第一とすること。
2．援助は、受益者の人種、信条または国籍に関係なく、いかなる不利な差別もなく与えられること。援助の優先度は、必要性のみに基づき考慮されること。
3．援助は、特定の政治的または宗教的視点を助長するために利用されないこと。
4．援助が政府の外交政策の道具として行われることのないよう努力すること。
5．援助地域の文化と習慣を尊重すること。
6．地域の能力の元に災害対応を構築するよう企図すること。
7．救援活動の管理において事業の受益者を参加させる方法を見出すこと。
8．救援は基本的なニーズに沿うとともに、将来の災害への脆弱性を低減するよう努めなければならない。

9. 援助は、援助対象者と援助の資源を提供する人々の双方の信頼を得るものであること。
10. 情報提供、広報、広告活動においては、災害の犠牲者が尊厳ある人間であり、単なるものではないことを認識すること。

7　人道憲章

　1997年に人道援助を行うNGOグループと国際赤十字・赤新月運動によって取り組まれたスフィア・プロジェクトで定められた人道援助の原則についての憲章である。人道憲章では、保護と援助を受ける権利を保証するため、国家や交戦中の当事者の法的責任が示されている。関係政府機関が責任を果たすことができない場合、人道援助機関は、人道援助と保護を行う義務を負うことになる。

【人道憲章】

　人道憲章は、以下の原則が基本的に重要となることを確認する。

1　原　則

1-1　尊厳ある生活を営む権利

　尊厳ある生活を営む権利は、生命に対する権利、適切な生活水準を維持する権利、残虐な非人道的な若しくは品位を傷つける取り扱い若しくは刑罰からの自由を求める権利に関する法的措置として提示される。個人は生命に対する権利があり、その権利が脅かされた場合に保護措置を求める権利があり、また、第三者には保護措置を講ずる義務がある。保護措置を講ずる義務には、救命援助活動を妨害したり、失敗を企てない義務が含まれている。国際人道法は、紛争下における一般市民への援助に関する特別条項を設け、一般市民が必要不可欠な物資を失ったときは、国や他の当事者が人道的かつ公正な援助を行うことを義務づけている。

1-2　戦闘員と非戦闘員の区別

　戦闘員と非戦闘員の区別は、1949年のジュネーブ諸条約と1977年のジュネーブ追加議定書の根底をなすものである。この基本原則は徐々に忘れられ、20世紀後半には、一般市民が戦闘の巻き添

えになり、死傷者が激増した。内戦としばしば呼ばれる国内紛争では、敵対行為に直接参加した者と敵対行為に直接参加しない文民、その他の者(病人、負傷者、抑留者を含む)とを区別する必要がある。非戦闘員は国際人道法に基づき保護され、攻撃の対象とされない権利がある。

1-3 ノン・ルフールマン原則

ノン・ルフールマンは、いかなる難民も、人種、宗教、国籍若しくは特定の社会的集団の構成員であること、または政治的意見のためにその生命または自由が脅威にさらされるおそれのある国、または拷問のおそれがあると信ずるに足る実質的な根拠がある国に送還してはならないという原則である。

2 役割と責任

2-1 災害や武力紛争による被災者の基本的なニーズを満たすためには、第一に被災者自身の自助努力が必要である。被災者が自助努力によって対処できなくなった場合に、援助の手を差し伸べることが、国家の基本的な役割であり責任である。

2-2 被災者に保護と援助を受ける権利があることは国際法で認められている。また、国家や交戦団体が被災者に援助を行う、被災者が援助を受ける法的義務や基本的人権を侵害する行為を防止・阻止する法的義務も国際法で定義されている。この権利や義務は国際人権法、国際人道法、難民法の条文に規定されているので参照のこと。

2-3 人道援助機関には第一義的な役割と責任を果たす任務がある。しかし、人道援助活動を実施するにあたり、第一義的に責任を持つ人々が、その役割を果たす能力が必ずしもあるとは限らない、または進んでその役割を果たす意思があるとは限らないという現実があり、人道援助機関の役割は現実に左右される。これは時には能力の問題であり、時には法的・倫理的義務が故意に無視されることによるものであるが、多くは回避可能なものである。

2-4 交戦団体は、人道援助目的による介入を尊重しないことがしばしばある。その結果、紛争中、援助活動を実施しようとすることが逆に文民を攻撃にさらす場合がある。また、時にはひとつあるいは複数の交戦団体に図らずも意図していない利益を与えてしまう場合もある。しかし、上述したような義務を負う限り、人道援助目的の介入による逆効果は最小限にとどめる必要がある。交戦団体は、人道援助目的のための介入を尊重する義務がある。

2-5 上記の原則、さらに広い見地から、赤十字国際委員会や国連難民高等弁務官事務所には、国際法に基づき保護と援助を行う任務があるということを人道援助機関は認識しこれを支援する。

3 最低基準

　最低基準は、人道援助機関の経験に基づいて作られるものである。最低基準を達成することができるかは多くの要因により左右されるが、多くの場合、援助機関が対応することが不可能なものである。しかし、人道援助機関には、最低基準を達成するため、絶え間ない努力を続け、説明責任を果たす任務がある。国家を含む他の人道援助関係者全員が最低基準を規範として受け入れることが求められている。

　第一章から第五章に示された基準を遵守することにより、被災者が尊厳ある生活を営むという基本的な権利を尊重するために最低限必要とするもの(給水、食料、栄養、シェルター、保健)を確保できるよう、全力を尽くすことが人道援助機関の任務といえる。また、目的達成のため、政府や援助機関が、国際人権法、国際人道法、難民法に基づき自らの義務を果たすよう提唱し続けていく。

　各機関、共同体及び連合体内部で自らの義務に対する説明責任を果たすこと、説明責任のシステム開発にとりかかることが期待

されている。それに、人道援助機関の基本的な説明責任は、誰よりも援助を求める人々に対してあるものだということを認識する必要があるからである。

(「スフィア・プロジェクト～人道憲章と災害援助に関する最低基準2004年版～」〈財〉アジア福祉教育財団難民事業本部発行より)

8 医療関係者のためのセミナー

ICRC主催の戦傷外科セミナー

　150年間にわたり戦争犠牲者の救済に携わってきたジュネーブの赤十字国際委員会(ICRC)では、武力紛争の現場での医療活動の経験から、戦傷外科治療の技術や知識を普及するための「戦傷外科セミナー」を3泊4日の日程で開催しています。

　セミナーの主な内容は、「戦傷外科治療の原則」「赤十字における創傷分類」「弾道創傷」「地雷創傷」「骨折の治療」「頭部創傷」「胸部、腹部外傷」「慢性的に感染した創傷」「抗生剤の使用法」「戦場における病院のトリアージ」の他、国際人道法の概要などに関する講義、弾道研究所での実験視察による弾丸の種類による銃創の相違などの講義も含まれます。

　紛争現場という極度に医療環境の劣悪な中で、限られた医療機器、医薬品を用いて限られた手術しかできないという制約の中で、一般治療とは異なる原則があることも戦傷外科の大きな特色といえるでしょう。

主な参考資料

- 紛争時の各国赤十字・赤新月社の役割に関するガイドライン(日本赤十字社刊、2004年)
- Handbook on the Law of War for Armed Forces (ICRC, 1987)
- Manual for the use of technical means of identification (ICRC, 1995)
- 『赤十字標章ハンドブック』(井上忠男編訳、東信堂、2010)
- 「医師と1949年のジュネーブ条約」(赤十字国際委員会 J・P・シェーンホルツァ著、日本赤十字社)
- 「国際人道法マニュアル〜医療要員の権利と義務」(アルマ・パチーノ、アストラーダ著、日本赤十字社、1983年)
- 『武力攻撃事態対処法の読み方』(礒崎陽輔著、ぎょうせい、2004年)
- 『逐条解説国民保護法』(国民保護法制研究会編、ぎょうせい、2005年)
- 『ベーシック条約集〔2011年版〕』(松井芳郎編集代表、東信堂、2011年)
- 『自衛官国際法小六法』(防衛法規研究会監修、学陽書房、2005年)
- 「ジュネーブ条約解説 I」(防衛庁陸上幕僚監部)
- 『ジュネーブ条約解説 II』『同 III』『同 IV』(朝雲新聞社、1974-1976年)
- Commentary on the Additional Protocols of 8 June 1977 to the Geneva Conventions of 12 August 1949 (ICRC)

写真提供:赤十字国際委員会、防衛省、日本赤十字社秋田県支部、日本赤十字社京都府支部

【筆者略歴】
井上 忠男(いのうえ ただお)
日本赤十字秋田短期大学教授。元日本赤十字社企画広報室参事、国際部開発協力課長など歴任。国際人道法の普及、国民保護法への対応などに取り組む。

[主要著作等]:『戦争と救済の文明史』(PHP新書)
『戦争のルール』(宝島社)
『国際人道法の発展と諸原則』(日本赤十字社刊、ジャン・ピクテ著・訳書)
『解説 赤十字の基本原則』(東信堂刊、ジャン・ピクテ著・訳書)
『赤十字標章ハンドブック』(東信堂刊・編訳書)など

医師・看護師の有事行動マニュアル【第2版】　〔検印省略〕

2007年7月20日	初　版　第1刷発行	＊定価はカバーに表示してあります
2011年6月10日	第2版　第1刷発行	

著者Ⓒ井上忠男　発行者　下田勝司　　　印刷・製本／中央精版印刷

東京都文京区向丘1-20-6　郵便振替00110-6-37828
〒113-0023　TEL(03)3818-5521　FAX(03)3818-5514

株式会社　**発 行 所　東信堂**

Published by TOSHINDO PUBLISHING CO., LTD
1-20-6, Mukougaoka, Bunkyo-ku, Tokyo, 1130-0023, Japan
E-mail：tk203444@fsinet.or.jp

ISBN978-4-7989-0058-2　C0031　ⒸTadao Inoue

東信堂

国際法新講〔上〕〔下〕	田畑茂二郎	〔下〕二九〇〇円／〔上〕二六〇〇円
ベーシック条約集〔二〇一二年版〕	編集代表 松井芳郎	三八〇〇円
ハンディ条約集	編集代表 松井芳郎	一六〇〇円
国際人権条約・宣言集〔第3版〕	編集代表 松井芳郎	三八〇〇円
国際経済条約・法令集〔第2版〕	編集 小原喜雄・小室程夫・山手治之	三九〇〇円
国際機構条約・資料集〔第2版〕	編集 香西茂・安藤仁介	三八〇〇円
判例国際法〔第2版〕	編集代表 松井芳郎	三八〇〇円
国際法	浅田正彦編	三五〇〇円
大量破壊兵器と国際法	阿部達也	五七〇〇円
国際環境法の基本原則	松井芳郎	三五〇〇円
国際立法──国際法の法源論	松井芳郎	六八〇〇円
条約法の理論と実際	村瀬信也	四二〇〇円
国連安保理の機能変化	坂元茂樹	四二〇〇円
海洋境界画定の国際法	村瀬信也編	二七〇〇円
国際刑事裁判所	村瀬信也・洪恵子共編	二八〇〇円
自衛権の現代的展開	村瀬信也編	四二〇〇円
国際法から世界を見る──市民のための国際法入門〔第2版〕	松井芳郎	二八〇〇円
国際法学の地平──歴史、理論、実証	松井芳郎編	三六〇〇円
はじめて学ぶ人のための国際法	大沼保昭	三五〇〇円
スレブレニツァ──あるジェノサイドをめぐる考察	長有紀枝	三八〇〇円
難民問題と『連帯』──EUのダブリン・システムと地域保護プログラム	寺谷広司訳	三五〇〇円
21世紀の国際機構：課題と展望	中坂恵美子	二八〇〇円
国際機構法の研究	中村道	八六〇〇円
ワークアウト国際人権法	中坂恵美子・徳川信治編訳	七一四〇円
〔21世紀国際社会における人権と平和〕（上・下巻）	編集代表 山手治之 編集代表 香西茂	三〇〇〇円
国際社会の法構造──その歴史と現状	編集 山手治之茂之 編集 香西治茂之	五七〇〇円
現代国際法における人権と平和の保障		六三〇〇円

〒113-0023 東京都文京区向丘1-20-6　　TEL 03-3818-5521　FAX 03-3818-5514　振替 00110-6-37828
Email tk203444@fsinet.or.jp　URL:http://www.toshindo-pub.com/

※定価：表示価格（本体）＋税

東信堂

判例 ウィーン売買条約	井原宏著	四三〇〇円
赤十字標章ハンドブック——標章の使用と管理の条約・規則、人道機関の理念・解説集	河村寛治編著	
解説 赤十字の基本原則（第2版）と行動規範	井上忠男編訳	六五〇〇円
医師・看護師の有事行動マニュアル（第2版）——医療救護者の役割と権利義務	J・ピクテ 井上忠男訳	一二〇〇円
政治の品位——日本政治の新しい夜明けはいつ来るか	井上忠男	
社会的責任の時代——冷戦後の国際シス テムとアメリカ	内田満	二〇〇〇円
帝国の国際政治学——テムとアメリカ	山本吉宣	四七〇〇円
イギリス債権法	功刀達朗編著	三三〇〇円
オバマ政権はアメリカをどのように変えたのか	野村彰男編著	三八〇〇円
2008年アメリカ大統領選挙	幡新大実	二六〇〇円
実践 ザ・ローカル・マニフェスト	前嶋和弘編著	二〇〇〇円
実践 マニフェスト改革	吉野孝編著	二三八〇円
NPO実践マネジメント入門	松沢成文	
NPOの公共性と生涯学習のガバナンス	松沢成文	二三〇〇円
〈現代臨床政治学シリーズ〉	パブリックリソースセンター	一八〇〇円
リーダーシップの政治学	高橋満	二八〇〇円
アジアと日本の未来秩序	石井貫太郎	一六〇〇円
象徴君主制憲法の20世紀的展開	伊藤重行	一八〇〇円
ネブラスカ州一院制議会	下條芳明	一八〇〇円
ルソーの政治思想	藤本一美	一六〇〇円
海外直接投資の誘致政策	根本俊雄	二〇〇〇円
シリーズ《制度のメカニズム》	邊牟木廣海	一八〇〇円
アメリカ連邦最高裁判所	大越康夫	二〇〇〇円
衆議院——そのシステムとメカニズム	向大野新治	一八〇〇円
フランスの政治制度	大山礼子	一八〇〇円
イギリスの司法制度	幡新大実	一八〇〇円

〒113-0023 東京都文京区向丘1-20-6　TEL 03-3818-5521　FAX 03-3818-5514　振替 00110-6-37828
Email tk203444@fsinet.or.jp　URL:http://www.toshindo-pub.com/

※定価：表示価格（本体）＋税

東信堂

シリーズ 防災を考える

防災の社会学——防災コミュニティの社会設計に向けて	吉原直樹編	三二〇〇円
防災の心理学——本当の安心とは何か	仁平義明編	三二〇〇円
防災の法と仕組み	生田長人編	三二〇〇円
防災教育の展開	今村文彦編	三二〇〇円

〔居住福祉ブックレット〕

居住福祉資源発見の旅……新しい福祉空間、懐かしい癒しの場	早川和男	七〇〇円
どこへ行く住宅政策……進む市場化、なくなる居住のセーフティネット	本間義人	七〇〇円
漢字の語源にみる居住福祉の思想	李桓	七〇〇円
日本の居住政策と障害をもつ人	大本圭野	七〇〇円
障害者・高齢者と麦の郷のこころ……住民、そして地域とともに	山加田伊里美見人樹美野	七〇〇円
地場工務店とともに……健康住宅普及への途	山本里見	七〇〇円
子どもの道くさ	水月昭道	七〇〇円
居住福祉法学の構想	吉田邦彦	七〇〇円
奈良町の暮らしと福祉……市民主体のまちづくり	黒田睦子	七〇〇円
精神科医がめざす近隣力再建……進む子育て砂漠化、はびこる「付き合い拒否」症候群	中澤正夫	七〇〇円
住むことは生きること……鳥取県西部地震住宅再建支援	片山善博	七〇〇円
世界の借家人運動……あなたは住まいのセーフティネットを信じられますか？	髙島一夫	七〇〇円
「居住福祉学」の理論的構築	柳中秀権萍	七〇〇円
居住福祉資源発見の旅Ⅱ……地域の福祉力・教育力・防災力	張早川和男	七〇〇円
医療・福祉の沢内と地域演劇の湯田……岩手県西和賀町のまちづくり	井上ひさし・高橋伸典・金持伸子	七〇〇円
「居住福祉資源」の経済学	神野武美	七〇〇円
長生きマンション・長生き団地	千代崎一夫・山下千佳	八〇〇円
高齢社会の住まいづくり・まちづくり	蔵田力	七〇〇円

〒113-0023 東京都文京区向丘 1-20-6　TEL 03-3818-5521　FAX 03-3818-5514　振替 00110-6-37828
Email tk203444@fsinet.or.jp　URL:http://www.toshindo-pub.com/

※定価：表示価格（本体）＋税